Tanja Aeckersberg

Fit mit
Gedankendiät
Erschaffe Dich neu!

Schlank und gesund
mit der Kraft des Geistes!
Sofortiges „Abspecken"
schon beim Lesen!

FITMIT-Verlag

Impressum

FITMIT-Verlag Ingrid Aeckersberg
Kurt-Schumacher-Ring 13, 65550 Limburg
Deutschland

Telefon: 06431/408888, Telefax: 06431/408889
E-Mail: verlag@fitmit.de, Internet: www.fitmit.de

Autorin: Tanja Aeckersberg
Illustration: Anneliese Kimpenhaus, Ingrid Aeckersberg, Anne Hübner

Copyright:
Alle Rechte vorbehalten.
Auszüge, Veröffentlichungen, Abschriften, auch nur teilweise,
sind nur mit schriftlicher Genehmigung des Verlags erlaubt.

Die in diesem Buch veröffentlichten Inhalte sind von der Autorin und vom Verlag sorgfältig in Theorie und Praxis geprüft worden. Dennoch ist eine Haftung der Autorin oder des Verlags für Personen-, Sach- und Vermögensschäden ausgeschlossen. Die Anwendung der hier beschriebenen Übungen, Methoden und Rezepte erfolgt auf eigene Verantwortung und ersetzt nicht den Besuch bei einem Arzt. Es ist nicht erlaubt, irgendwelche Heilversprechen zu geben.

Quellenangaben:
Es gibt viele Redensarten, Volksweisheiten, Sprüche und Texte, deren Urheber heute nicht mehr bekannt oder eindeutig zu ermitteln sind. Einige Zitate in diesem Buch sind daher ohne Namensnennung verwendet worden. Bei bekannten Urhebern ist der Name direkt in dem entsprechenden Textabschnitt angegeben.

4. Auflage, anno 2022

*Gedankentraining –
der Weg zum Gesundheitsziel!*

Inhalt

Impressum	**2**
Inhalt	**4**
Gedankendiät	**8**
Vorwort	**10**
Produkt des Jahres	**13**
Bewusste Ernährung	**15**
Was sind Gedanken?	**22**
Die Macht der Gedanken	**25**
Übung: Was denke ich über mich?	29
Übung: Womit habe ich mich beschäftigt?	30
Wer bin ich?	**31**
Übung: Wer bin ich?	34
Gedanken verändern Materie	**36**
Wie können Gedanken mich verändern?	**39**
Übung: Wie schnell können Gedanken mich verändern?	41
Übung: Die Kraft der Gedanken!	42
Übung: Was denken Sie über Ihren Körper?	46
Übung: Was empfinde ich dabei?	47
Übung: Gedanken bewerten	47
Übung: Gedanken korrigieren	48
Was will ich und warum?	**52**
Übung: Was will ich und warum?	52
Übung: Gute Eigenschaften und Energiezustände	54
Liebe und Dankbarkeit	**55**
Übung: Sich freuen und das Gute sehen	55
Übung: Göttliche Liebe	56
Die Sichtweise	**58**
Die Welt hinter den Gedanken	**60**
Übung: Die Welt hinter den Dingen	61
Übung: Die Welt hinter den Dingen ändern	62
Gewohnheit	**63**
Übung: Schlechte Gewohnheiten	65
Übung: Gute Angewohnheiten	66

Übung: Sich von schlechten Gewohnheiten trennen	66
Warten auf Besserung	**67**
Übung: Auf was warte ich alles?	69
Übung: Was kann ich selbst dafür tun?	69
Übung: Was kann ich sofort machen?	70
Etwas tun	**71**
Eine kleine Geschichte	**72**
Tag X	**74**
Übung: Meine Wünsche	78
Wortwahl	**79**
Gesundheit	**86**
Übung: Was denke ich Gesundes über mich?	87
Übung: Was denke ich Krankes über mich?	87
Übung: Negative Zustände verändern	88
Übung: Was denken Sie über sich?	89
Übung: Gedanken korrigieren	91
Glaubenssätze, Mantras, Gebete und Selbsthypnose	**94**
Übung: Gebete, Mantras und positive Glaubenssätze	96
Übung: Steigerung	97
Übung: Schwierigkeitsgrade erhöhen	98
Übung: Gedanken für jede Situation	99
Übung: Steigerungen	100
Übung: Weitere Steigerungen	100
Übung: Die Kraft des ICH BIN	102
Ihr Körper reagiert immer auf alles, was Sie denken	**105**
Ihr Körper macht, was Sie wollen	**107**
Übung: Körperbeherrschung	108
Übung: Körperwahrnehmung	109
Übung: Bauchmuskeltraining	110
Haltung	**112**
Übung: Körperhaltung und Gedanken	114
Übung: Fitte Gedanken denken	114
Vorübung: Idealbild	115
Übung: Idealbild	116
Sport	**117**

Übung: Gedanken-Joggen oder Astral-Joggen	120
Ernährung	**124**
Übung: Abhängigkeiten	129
Gesundheit mit Gemüsesäften	**130**
Rezepte	**135**
Übung: Im Geiste essen	144
Haben Sie eigentlich Hunger, wenn Sie essen?	**145**
Übung: Warum essen Sie?	145
Übung: Warum haben Sie gestern gegessen?	146
Übung: Wann habe ich zuletzt etwas getrunken?	149
Übung: Was esse ich noch?	149
Übung: Simulation von Hunger und Sattsein	150
Übung: Hungergefühle und Sattgefühle kennenlernen	151
Übung: Hungergefühle trainieren	150
Übung: Spezifische Hungergefühle trainieren	153
Auch so kann man satt werden	**154**
Übung: Trainieren Sie, falls Sie eine Diät machen	156
Übung: Trainieren Sie, falls Sie Gewichtsprobleme haben	156
Übung: Gedanken beim Essen	157
Übung: Essensgedanken umformulieren	157
Was denken Sie eigentlich über Ihr Essen?	**158**
Übung: Gedanken über Nahrung	159
Übung: Gedanken über Nahrung korrigieren	160
Übung: Positives über Nahrungsmittel	162
Essen Sie für jemanden oder für etwas?	**163**
Übung: Mein Essen ist gut für …	164
Was denken oder reden Sie so alles beim Essen?	**165**
Übung: Verdauungsorgane und Emotionen	167
Übung: „Sauer sein" umwandeln	168
Übung: Die „Frust" Diät!	168
Übung: Augenaffirmationen	171
Wer ist hier zu dick?	**173**
Übung: Dick und dünn	173
Was gehört mir?	**174**
Übung: Mein?	174

Ausreden	**175**
Übung: Ausreden finden	176
Schuld	**177**
Übung: Schuldvorwürfe finden	178
Übung: Schuld vergeben	179
Das schlechte Gewissen	**180**
Übung: Das Gewissen klären	181
Übung: (Mein) Das Problem	182
Übung: (Mein) Das Problem ist in Arbeit	183
Übung: Die Problemlösung	184
Ängste und Sorgen	**185**
Übung: Ängste überwinden	185
Übung: Manipulation erkennen	187
Glaubenssätze	**188**
Umgang mit Freunden und Bekannten	**190**
Gesunde Lebenseinstellung	**195**
Krankheit ist nur ein Mangel an Liebe	**198**
Gedanken lesen	**202**
Übung: Gedanken lesen	203
Übung: Nichts denken	205
Geisteskräfte	**208**
Übung: Geisteskräfte täglich nutzen durch sprechen …	208
Übung: Das Wort „Kraft"!	210
Dankbarkeit	**211**
Übung: Dankbar werden	212
Übung: Dankbar sein	212
Vielen lieben Dank „an Sie" liebe Leser!	212
Zur Autorin	**214**
Seminare bei Tanja Aeckersberg	216
Bücher und Spiele der Autorin	**217**
Der 8. Sinn - Schlüssel zur Selbstheilung	217
Spirituelle Rückenschule	218
Geistige Wirbelsäulenaufrichtung	219
Corona – als Schreckgespenst oder Retter in der Not	220
Reflexzonen – Buch, Lehrtafeln und Spiele	221

Gedankendiät

Der „Jo-Jo-Effekt" bei Diäten ist Ihnen bestimmt bekannt. Man fastet und nimmt mit Gewalt ab, doch nach der Diät nimmt man doppelt so viel wieder zu. Das kommt daher, weil der Körper auf Notprogramm umgeschaltet und alles vermehrt eingelagert hat wie ein Bär vor dem Winterschlaf. Der Hauptgrund ist natürlich, dass man seine Ernährung nicht dauerhaft umgestellt hat und die angefangene Diät, die eigentlich nur eine dauerhafte Nahrungsumstellung sein sollte, nicht hat beibehalten können.

Bei allen diesen Diäten wird der Geist des Menschen vergessen, der den Körper steuert und verändert. Fehlt die richtige Einstellung im Kopf, wird keine Diät auf Dauer den gewünschten Erfolg bringen. Wenn eine Diät nötig ist, dann müssen alle Bereiche diese Diät mitmachen. Ihre Denkweise und Ihre Gedanken gehören genauso dazu und haben genauso eine Wirkung auf Sie wie Ihre Ernährung und Bewegungsabläufe. Ihr Essverhalten und Ihre Bewegungsabläufe werden von Ihren Gedanken gesteuert.

Sie ernähren sich auch von Gedanken!

Setzen Sie auch Ihre Gedanken auf Diät, wenn Sie eine Diät einhalten. In vielen Fällen genügt sogar eine reine Gedankendiät für den Erfolg.

Ohne die entsprechenden Gedanken wird sich in keinem Lebensbereich etwas tun. Mit den richtigen Denkmethoden und Übungen können Sie Ihren Körper besser kontrollieren und steuern und ihn nach Ihren Wünschen verändern. Warum haben Sie das Buch in der Hand? Weil Sie den Gedanken dazu hatten! Gedanken bestimmen unser Leben.

Wir bestehen aus Gedanken, ändern wir sie, ändern wir uns und sogar unsere Umwelt!

Die richtige Diät fängt im Kopf an!
Tanja Aeckersberg

Vorwort

Viele Menschen wissen noch gar nicht, was sie mit ihren Gedanken alles vollbringen oder auch anrichten können. Selbst in der heutigen Zeit, in der die Geistheilung als Heilweise neben der Schulmedizin, Naturheilkunde und Religionslehre ihre Anerkennung gefunden hat, gibt es immer noch Menschen, die in ihrem Kopf die schlimmsten Dinge erzeugen und sich dann wundern, wenn diese eintreffen und es ihnen schlecht ergeht.

Gewalt und Aggression werden in Medien, in Spielfilmen oder auch Computerspielen vorgelebt, sodass sie allmählich zum normalen Alltag der heranwachsenden Menschen werden. Wen wundert es, dass Jugendliche in Schulen aggressiv werden und durchdrehen. Ihre großen Vorbilder in Filmen und Computerspielen verhalten sich genauso und machen es ihnen vor.

Was man den ganzen Tag vor Augen hat, das wird für einen irgendwann zur Realität, weil man einfach nichts anderes kennengelernt hat. Dies ist nicht nur bei Gewalt so, sondern auch bei unserem Ess- und Ernährungsverhalten. Dies betrifft die ganze Erziehung. Durch den Umgang miteinander lernen wir. Vor allem die Kinder lernen noch viel von ihrem Umfeld was sie wahrnehmen. Die Werbeindustrie zeigt es uns. Wenn man etwas nur oft genug zu sehen bekommt, dann wird es mit der Zeit ganz selbstverständlich und irgendwann zur eigenen Wahrheit. Es gehört auf einmal zur eigenen Welt dazu und wird als selbstverständlich angesehen. Dies können Produkte sein oder auch Schönheitsvorstellungen, Charaktereigenschaften, Verhaltensweisen oder wie man im Leben zu sein und zu reagieren hat.

Wir leben in einem geschlossenen System. Nichts geht verloren, nichts ist ohne Bedeutung, und alles hat Wirkung und Auswirkung. Selbst der kleinste Gedanke ist Substanz und hat die Kraft, sich zu verwirklichen. Unsere heutige Wissenschaft hat erkannt, dass alles im Universum aus kleinsten Teilchen aufgebaut ist und dass diese Teilchen so klein sind, dass sich nicht mehr unterscheiden lässt, ob es sich um Materie oder Energie handelt. Die meisten Forscher sind jetzt der Meinung, dass alles aus Schwingung aufgebaut ist, also aus Energie. Auch Gedanken bestehen aus dieser Energie und haben genauso Substanz wie alles andere, was existiert, und somit Realität, Wirkung und Auswirkung.

In diesem Buch geht es nun um die Kraft der Gedanken in Bezug auf Gesundheit, Schönheit und Ernährung und wie man sein Traumgewicht und seine Idealgesundheit erreichen kann.

Es ist ganz einfach, wenn man an der richtigen Stelle, dem Inneren, beginnt und nicht von außen an den Symptomen herumdoktert. Man sagt nicht umsonst:

„Wahre Schönheit kommt von innen."

In diesem Buch lernen Sie, Ihren Wunschgedanken Kraft zu geben und diese zu verwirklichen.

Es geht um Gedankendiät!

Eine Gedankendiät zum Abspecken von Pfunden, aber auch, um Gedanken auf Diät zu setzen. Solche Gedanken, die dick machen, und solche, die Krankheit hervorrufen.

Sie bestehen aus Gedanken, genauso wie Sie aus Nahrungsmitteln bestehen. Möchten Sie aus Teig bestehen oder lieber aus Salat und Gemüse?

Möchten Sie aus negativen und krank machenden Gedanken bestehen, aus üblen Emotionen oder lieber aus Gesundheit, Liebe, Schönheit und Glückseligkeit?

Fühlen Sie in sich hinein, wie diese Worte auf Sie einwirken.

Diese Gedankendiät passt für jede Problemzone, die Sie im Leben haben, und Sie können sie zu Ihrer Heilung überall einsetzen. Sie hilft in der Familie oder im Beruf bei Beziehungskonflikten, Mobbing, Krankheit, Ängsten und Sorgen. Alles, was Sie belastet, lässt sich ändern.

Eine Gedankendiät, um mehr Gesundheit zu erlangen in allen Lebensbereichen!

In diesem Buch wird Ihnen mit praktischen Übungen Schritt für Schritt vermittelt, wie Sie Ihre Gedanken und Denkweisen herausfinden und neu strukturieren können. Sie lernen Ihre Gedanken kennen und mit ihnen richtig umzugehen. Somit werden Sie zum Akteur und bestimmen Ihr Denken und damit Ihr Leben. So bekommen Sie Ihre Gedanken in den Griff. Ihr Körper wird sich nach Ihren Wünschen verändern und Gesundheit und Wohlbefinden erlangen.

Viel Erfolg!

*Man kann viele Bücher lesen,
aber verändern dadurch nichts,
wenn man das Gelesene
nicht gleich praktisch umsetzt.*
Tanja Aeckersberg

Produkt des Jahres

Das Buch „Fit mit Gedankendiät" erhielt 2002 die Auszeichnung:

„Produkt des Jahres".

Foto: Tanja und Ingrid 2002

Zitat der Jury:
Aufgrund der einfachen Handhabung als Übungs- und Arbeitsbuch führt es auf gut strukturierte Weise die Menschen an ihre zu verändernden Problematiken heran und kann somit über einen längeren Zeitraum ein hilfreicher Begleiter auf dem spirituellen Weg zu sich selbst sein.

ESO-Fach, Baden-Baden 2002

*Hoffnungslose Fälle
gibt es nicht,*

es gibt nur Fälle,

*die die Hoffnung
aufgegeben haben!*

Tanja Aeckersberg

Bewusste Ernährung

Das Idealgewicht und die Körperdiäten sind große Themen unserer Zeit. Kaum jemand ist mit seinem Aussehen und Gewicht zufrieden. Die meisten Menschen sind zu dick, nicht nur aus ihrem Empfinden heraus, sondern auch aus gesundheitlichen und medizinischen Gesichtspunkten.

Unsere sogenannte Wohlstandsgesellschaft erlaubt es uns, alles zu essen, was wir wollen, und das zu jeder Zeit. Früher war das nicht so, und der Mensch brauchte sich kaum Gedanken um sein Essen zu machen. Er musste das wenige essen, was die direkte Umgebung ihm an natürlichen Dingen darbot. Konservierte und verarbeitete Nahrung gab es nicht, auch keine Kühlschränke, und somit waren Probleme mit Übergewicht selten. Es kam eher zu Mangelerscheinungen wegen fehlender Nahrung.

Heute wird Nahrung im Überfluss angeboten, die zumeist industriell verarbeitet und haltbar gemacht ist. Dadurch verliert sie an Inhaltsstoffen und Qualität, und der Mensch muss mehr essen, um den Hunger zu stillen und nimmt zu.

Sie können es selbst ausprobieren. Kaufen Sie sich eine Standardkarotte im Supermarkt und besorgen Sie sich eine biologisch angebaute direkt vom Bauern, die frisch geerntet wurde. Vergleichen Sie, wie Sie sich nach dem Verzehr fühlen. Sie werden feststellen, dass Sie sich nach dem Verzehr der frischen Bio-Karotte schneller satt fühlen und weniger Essgelüste haben als nach der wasserhaltigen, gezüchteten Supermarktkarotte.

In der frischen Karotte ist alles an Inhaltsstoffen und Lichtenergie enthalten, was der Körper braucht. Somit ist er zufrieden und sendet Ihnen das Sättigungsgefühl. Nach der anderen Karotte hingegen werden Sie noch Hunger haben und mehr essen wollen, weil die Karotte „leer" war.

Voraussetzung hierfür ist allerdings, dass Sie überhaupt noch die Fähigkeit haben, Ihren Körper und seine Gefühle wahrzunehmen. Dadurch, dass die Menschen heute alles fix und fertig vorgesetzt bekommen, verlieren sie die Fähigkeit, auf ihre Hunger- und Durstgefühle zu reagieren und dann zu essen und zu trinken, wenn sie es wirklich brauchen.

Auch verlieren sie die Fähigkeit, die vielen verschiedenen Nuancen der eigenen Körpersignale zu unterscheiden. Hauptsächlich deswegen, weil der Körper durch die vielen Geschmacksverstärker und künstlichen Aromen irritiert wird. Durch dieses Missverstehen der eigenen Gefühle essen die Menschen dann irgendetwas. Sie essen Schokolade, Chips oder sonstige Magenfüller. Dadurch ist der Bauch dann gefüllt, und der Körper will nichts mehr haben, auch wenn ihm noch etwas an wichtigen Nährstoffen fehlt. Es entstehen Gesundheitsschäden, die lange unbemerkt bleiben.

Heute braucht man auch nicht mehr auf die heimische Ernte zu warten, irgendwo in einem Land ist genau das reif, was man haben möchte. Ich bewerte das nicht als schlecht und nachteilig, im Gegenteil. Es schafft aber Probleme. Nicht nur für den Einzelnen, sondern auch für die Gesellschaft und unseren Lebensraum Erde. Die Menschen der heutigen Zeit müssen dadurch auch lernen, aus dem Überfluss der angebotenen Lebensmittel zu wählen und für sich das gesündeste und beste herauszusuchen. Sie müssen auch lernen, zu ungesunder oder zu übermäßiger Nahrung Nein zu sagen.

Die meisten Menschen essen heute nicht, weil sie Hunger haben, sondern aus Langeweile, zur Ablenkung, aus Frust, aus sozialen Gründen oder weil es (scheinbar) umsonst ist. Die gesellschaftlichen Zwänge, denen man ausgesetzt ist, sind nicht zu unterschätzen. Man isst, weil alle essen oder weil es so üblich ist, und nicht, weil man Hunger hat. Im Kino isst man eben Popcorn, weil es dazugehört.

Vor allem Respekt, Dankbarkeit und Achtung vor allen Lebewesen und vor der Schöpfung und allem gegenüber, was diese als Nahrung hervorbringt, sind wichtig. Durch die richtige geistige Einstellung und Dankbarkeit zur eigenen Nahrung verändert sich auch deren Lebensenergie. Außerdem isst man dann auch automatisch andere Dinge.

Das von den geschlachteten Tieren durchlebte Leid bleibt übrigens immer im Energiekörper des Fleisches enthalten, das heißt, man isst es stets mit.

Die Wertschätzung der Nahrung als eine Kostbarkeit fehlt heute oft, und es wird einfach weggeworfen, was man sich zu viel genommen oder eingekauft hat. Wie viele Menschen heute noch an Hunger sterben müssen, das sollte man bei jeder Mahlzeit bedenken. Denn diese Energien isst man mit, man ist nicht getrennt davon. Alles ist mit allem verbunden.

Warum muss man auch unbedingt den Kaviar essen oder die Bananen aus Übersee importieren, wenn die Äpfel im eigenen Garten auf dem Boden liegen und verfaulen?

Die reifen Äpfel frisch vom Baum würden dem Köper besser bekommen. So ein Apfel ist nicht nur frisch und voller lebensnotwendiger Vitamine, sondern hat auch noch Bioenergie und Lebenskraft.

Gerade jetzt wird an Lebensmittelprüfverfahren gearbeitet, bei denen die Lebensmittel nicht nur nach Nährwert und Schadstoffbelastung untersucht werden, sondern auch noch auf ihren Lichtgehalt und damit auf ihre Frische und Lebenskraft.

Sich Gedanken zu machen über alles, was man tut, ist lebenswichtig, denn alles gehört zum Leben.

Dies schafft ein höheres **„Bewusst-Sein"** und dadurch mehr Gesundheit.

> Man **ist** nämlich mehr, als man denkt, und
> man **isst** auch mehr, als man denkt!

Man isst genauso Informationen, man sagt dazu, Informationen aufnehmen, aber sie werden genauso verarbeitet und verdaut wie Nahrungsmittel, nur auf einer anderen Körperebene.

Wie oft haben Sie schon gesagt, diese Information oder diese Situation muss ich erstmal verdauen? Das muss sich erstmal setzen, daran habe ich noch zu knabbern, das liegt mir im Magen, uvm ….

Unser Informations - Verdauungssystem muss genauso gepflegt werden und es muss darauf geachtet werden, dass es die richtige Kost bekommt wie unser physischer Magen.

Was wir aufnehmen, dazu werden wir!
Möchten wir aus Pommes bestehen?
Möchten wir aus üblen Gedanken bestehen?
Nein, wir möchten aus Frische, Vitalität und Kraft bestehen,
aus Gesundheit, aus Liebe, aus Tugenden und aus Charakter.

Intuitiv wissen wir schon, dass Charakter, Heldenmut und Tugenden mehr Kraft und Vitalität besitzen als negative Gedanken. Wir sehnen uns immer nach dem Besten, dem Ideal, nach der Glückseligkeit, wir fühlen intuitiv wo diese Energien versteckt sind. Sie sind in Nahrungsmitteln versteckt, aber auch in Gefühlen, Emotionen, der Umwelt, den Menschen und den Beziehungen zueinander.

Man sagt nicht ohne Grund Optimisten leben länger als Pessimisten, es gibt tatsächlich viele wissenschaftliche Studien darüber die dies belegen.

Der Mensch braucht 7 Energiekörper um in dieser physischen Welt zu existieren (inkarnieren). Alle diese 7 Energiekörper werden vor der Geburt angelegt und nach dem Tod wieder aufgelöst, wenn wir als Seele den Körper verlassen und die nächste Inkarnation planen. Solange bis wir so leicht sind und als Bewusstsein die Erdebene verlassen können.

Unsere feinstofflichen Körper sind nicht nebeneinander, wie hier in dem Bild dargestellt, sondern existieren wie übereinandergelegt. Jeder Körper in einer anderen Dimension und doch alle miteinander vereint und auf derselben Position. Wir hier sind der kleinste Körper, eigentlich wie in einer Höhle, die durch die anderen, größeren Körper gebildet wird.

Je nach Bewußtseinsstand wird die Erde von einigen als Schulungsplanet von den anderen als Gefängnisplanet bezeichnet, was in diesem Buch keine Rolle spielt, sondern nur die Verfeinerung und Veredelung des Geistigen, um sich und die Welt so zu verändern, wie man sie für richtig hält.

Dies endet immer in der göttlichen Liebe, aber wie heißt es so schön: Der Weg ist das Ziel – und in diesem Buch gehen wir ein Stück des Weges gemeinsam und ich nehme Sie an die Hand und helfe Ihnen leichter und schneller über die Steine und Hürden hinwegzukommen die vor Ihnen liegen um den goldenen Pfad zu beschreiten.

Nun zurück zu den 7 Energiekörpern des Menschen. Mit diesen 7 Energiekörpern nehmen wir wahr, können wir fühlen, denken und in der Materie handeln. Über die genaue Reihenfolge diskutiert man noch, wichtig ist hier, dass Sie sich dieser Körper bewusst werden und lernen wie sie funktionieren.

1. **Physischer Körper**
2. **Ätherkörper**
3. **Emotionalkörper**
4. **Mentalkörper**
5. **Energie- oder Lichtkörper**
6. **Astralkörper**
7. **Spiritueller Körper**

Jeder dieser Energiekörper ist wie der physische Körper auch auf eine Form von Nahrung angewiesen. Der Mentalkörper braucht geistige Nahrung, der Emotionalkörper Gefühle, der Energiekörper Sonnenlicht wie die Pflanzen. Der Ätherkörper mehr Naturenergie, der Spirituelle Körper göttliche Energie und der Astralkörper mehr die kosmische Energie. Aber so genau weiß man das noch nicht im Detail. Was man allerdings weiß, alle diese Körper existieren, atmen, also tauschen Energie aus und entwickeln sich und das meine ich hier wörtlich – ent-wickeln = löschen von den Verstrickungen und Verknüpfungen der karmischen Auswirkungen.

Alle diese Körper sind auch wir selbst, wir nehmen ihn als Teil unseres Wesens, unserer Persönlichkeit wahr. Je höher das Bewusstsein sich dieser Körper gewahr ist, je höher es dort interagiert, je weniger braucht der Mensch physische Nahrung. Ich kenne einige Menschen die nur von Energie-Licht leben und keine feste Nahrung mehr benötigen ohne ihre physische Leistungsfähigkeit zu verlieren.

*Ein ungeübtes Gehirn
ist schädlicher für die Gesundheit
als ein ungeübter Körper.*
George Bernard Shaw

Was sind Gedanken?

Alles in unserem Universum besteht aus Teilchen oder, besser ausgedrückt, aus Bausteinen. Schon der griechische Naturphilosoph Demokrit erklärte im 5. Jahrhundert vor Christus, dass alle Materie aus kleinsten Teilchen besteht. Als das Atom um 1900 als kleinster Baustein entdeckt wurde, meinten viele, kleiner ginge es nicht. Allerdings finden Wissenschaftler seitdem immer kleinere und noch kleinere Teilchen. Mittlerweile spricht die Wissenschaft nicht mehr von Materie, sondern von Energie. Die Teilchen, die entdeckt werden, sind so klein, dass sich nicht mehr genau feststellen lässt, ob es sich um Materie oder Energie handelt. Tatsächlich gibt es keinen Unterschied mehr zwischen der kleinsten Materie und Energie. Alles ist Schwingung, alles besteht aus Energie.

Der kleinste Baustein ist noch nicht entdeckt, aber ständig werden noch kleinere gefunden.

Zurzeit ist es das Quarks. Nach dem heutigen Wissensstand sind die Quarks – aus denen zum Beispiel ein Proton besteht – und die Leptonen – wie zum Beispiel das Elektron – die kleinsten und somit nicht weiter teilbaren Bausteine unserer Welt. Zwölf solcher Elementarteilchen gibt es in dem Standardmodell der Teilchenphysik. Diese zwölf Teilchen gelten bis heute als unteilbar, sind also die grundlegendsten Bausteine der Materie. Doch woher weiß man das? Woher weiß man, dass sich nicht noch kleinere Teilchen in den Quarks verbergen? Ganz einfach: Bisher hat noch keine Messung gezeigt, dass Quarks aus noch kleineren Teilchen bestehen

Dieses Ur-Fluidum, das kleinste Teilchen, ist Gott – die große Intelligenz, die Leben spendende Urkraft, aus der alles besteht. Aus diesen kleinen Ur-Teilchen setzt sich alles zusammen. Alles, was es gibt, sonst würde es nicht existieren. Auch Gedanken. Die

Kombination der feinsten Teilchen macht den Unterschied. Alles setzt sich aber letztendlich aus diesen Ur-Teilchen zusammen.

Gedanken haben genauso Masse und Substanz wie alle Dinge, die Sie sehen und anfassen können. Tatsächlich werden immer mehr Messgeräte entwickelt, die Gedanken und menschliche Energie sichtbar machen können. Mit Gedanken steuern Menschen heute schon Computer und Funktionen in Kampfjets. In der Medizin werden Denkmethoden mit zunehmendem Erfolg bei der Behandlung von Krebs eingesetzt. Operationen werden, vor allem in Zahnarztpraxen, bereits unter Hypnose – also Narkose mit Gedankenkraft – durchgeführt.

Hellsichtige und darauf trainierte Menschen können die Gedanken des anderen in seinem Energiefeld ablesen und auch mit erhöhter Sinneswahrnehmung sehen. Die Aurafotografie ist mit ihren Bildern gerade erst am Anfang und zeigt erste Möglichkeiten.

Die Geistheilung ist seit 2004 auch in Deutschland als dritte Heilmethode neben der Schulmedizin und Naturheilkunde anerkannt worden. In anderen Ländern wird die Geistheilung als genauso „normal" angesehen wie bei uns die Schulmedizin und wird effektiv zur Heilung von Krankheiten angewendet. Vor allem England war jahrelang Vorreiter. Dort arbeiten Geistheiler und Schulmediziner in Krankenhäusern erfolgreich zusammen.

Jeder kann denken, jeder kann durch eine Änderung der Gedanken „heilen". Jeder tut es schon und hat es schon oft getan, Sie auch. Wie gut und wie schnell sich Ihre Gedanken in die Tat umsetzen, hängt von Ihrem Bewusstsein, Ihrer Lebenseinstellung, Ihren ethischen und moralischen Vorstellungen, Ihrem Glauben und letztendlich auch von Ihrem Training ab. Wie in jedem Beruf, so ist es auch in der Geistheilung, wer sich damit beschäftigt, seine Fähigkeiten übt, seine geistigen Muskeln trainiert, der wird immer besser.

*Gehe mit deinen Gedanken um,
als wären sie Kostbarkeiten.
Eine Kostbarkeit hegt und pflegt man,
weil sie das Herz erfreut.
Wenn dein Herz sich
über deine Gedanken freut,
dann liebst du.
Wenn du liebst,
dann bist du eins mit Gott ...*

Anne Hübner

*Diese Botschaft der geistigen Welt ist von
Anne Hübner, „Das Höchste spricht", für Sie und
dieses Buch übermittelt worden.*

Foto: Tanja und Anne 2021

Die Macht der Gedanken

Warum soll richtiges Denken mir helfen und mich verändern?

Haben Sie sich schon einmal gefragt, wer Sie sind und woraus Sie bestehen, was Sie von anderen Menschen unterscheidet, was Ihre Persönlichkeit ausmacht?

Nun, Sie werden vielleicht sagen, ich bestehe aus Zellen, organischen Substanzen, Mineralien, Wasser und solchen Dingen. Aber das ist noch nicht alles. Sie bestehen auch aus dem, was Sie über sich denken, wer Sie sein wollen, und aus dem, was andere über Sie denken.

Sie bestehen aus dem, was Ihr Körper von der Umwelt aufnimmt. Dies ist eben nicht nur die Nahrung, sondern das sind auch Gedanken, Informationen, Gefühle, Erinnerungen, Erfahrungen, Entscheidungen, Wissen und vieles mehr.

Alles, was Ihre Sinne wahrnehmen, also was Sie hören, riechen, schmecken, sehen und tasten, haben Sie schon aufgenommen. Wie ein Computer, der Daten sammelt, oder eine Videokamera, die alles aufnimmt. Nichts von dem Erlebten geht verloren, sondern wird als Erfahrung, Erlebnis und Erinnerung in Ihrem Energiekörper gespeichert. Ihr Bewusstsein nimmt davon allerdings nur einen kleinen Teil wahr. Das meiste von dem Erlebten bleibt den Menschen unbewusst, bis sie gelernt haben, ihr Leben von einem höheren Blickwinkel aus zu betrachten, mehr Informationen gleichzeitig wahrzunehmen und auch ihr Gedächtnis zu schulen, um sich an mehr zu erinnern.

Sie bestehen also aus einer Sammlung von Gedanken und Informationen!

Sie denken ständig. Ihr Nervensystem schickt Tausende von Gedankenimpulsen alleine zur Steuerung ihrer Körperhaltung. Ohne ständiges Denken könnten Sie sich nicht aufrecht halten oder Ihre Hand bewegen. Auch alle Körperfunktionen werden durch mehr oder weniger bewusste Gedanken gesteuert. Jede Sinneswahrnehmung ist ein gedanklicher Austausch von Informationen.

Es gibt keinen Stoff, der auf Dauer nicht zerfällt oder sich umwandelt. Der Körper verändert sich in Sekundenbruchteilen, und Hunderte von Zellen sterben und werden neu aufgebaut. Nichts bleibt so, wie es ist. Sobald ein Unterschied zwischen etwas besteht, findet in irgendeinem Bereich ein Energieaustausch beziehungsweise ein Stoffwechsel statt. Leben ist Veränderung, Erfahrung und Bewegung. Alles lebt somit.

Sobald Sie einen Unterschied wahrnehmen, hat sich schon etwas verändert, bewegt und ist ausgetauscht worden. Wenn etwas ausgetauscht wird, ist es automatisch auch immer ein Energieaustausch. Energie ist Information, und Informationen sind Gedanken. Gedanken entstehen in Ihnen oder Sie haben sie, wenn Sie etwas Unterschiedliches wahrnehmen. Sie reagieren immer auf Ihre Umwelt. Sie steuern durch Ihre Gedanken Ihre Umwelt, und Ihre Umwelt steuert Sie.

Eigentlich kann man Sie gar nicht von Ihrer Umwelt trennen. Wo der Mensch mit seinem Energiekörper aufhört, muss erst noch entdeckt werden. Man wird feststellen, dass der Mensch so groß ist und so weit reicht, wie er denken kann, und im Grunde sind Sie kein anderer als Ihr Gegenüber.

Durch ein verändertes Bewusstsein im Augenblick, das auch eine Art von Denken ist und damit ein neuer Blickwinkel der Lebenssituation, verändert sich die Realität schlagartig.

Ich muss da immer an den Film „Matrix" denken. Von einer Sekunde auf die nächste wird aus einer grauen zerstörten Stadt auf einmal ein blühender, schöner und friedfertiger Ort. Wie sich die Wirklichkeit durch neue Informationen verändert, wurde in dem Film wunderbar dargestellt. Auch wie auf einmal eine Mauer da sein kann, wo vorher keine war und umgekehrt. Ja, es ist tatsächlich so. Eine offenbar unmögliche Lebenssituation kann auf einmal komplett verschwinden oder eine andere Bedeutung bekommen. Das Leben kann sich immer um 180 Grad wenden, jederzeit.

Das Universum ist so groß, so vielschichtig und multidimensional, es ist alles möglich. Die Wissenschaft spricht jetzt auch von einer Quantenmatrix, aus der alles besteht. Der Mensch mit seiner Wahrnehmung erlebt nur einen kleinen Teil davon.

Alle Übungen in diesem Buch sind selbstverständlich auch dafür vorgesehen, Ihnen so etwas zu ermöglichen und Ihr Bewusstsein anzuheben.

Durch neues, gesundes Denken vergrößert sich Ihr Energiefeld, und somit haben Sie mehr Bewusstsein im Augenblick und einen besseren Blickwinkel, um Ihre Lebenssituation wahrzunehmen. Dadurch verändert sich Ihr ganzes Leben zum „Guten".

Je höher das Bewusstsein ist, je mehr ist es eins mit allem, je mehr ist es universelles Bewusstsein und nicht mehr so im Ego, das heißt im persönlichen kleinspurigen Denken des Einzelnen. Sie erfahren die All-Einheit.

Ihre Lebensziele werden globaler, wenn sich Ihr Bewusstsein anhebt. Man könnte es folgendermaßen verdeutlichen: Sie denken nicht mehr: „Was koche ich morgen?", sondern: „Was kocht die Welt morgen?". Sie fragen sich auch nicht mehr, was Sie wollen, sondern was Gott will, was alle aus ihrem tiefsten Inneren möchten! Dadurch erhalten Sie auch Energie von allen, und Ihr Leben wird sich schlagartig zum Guten wenden. Denn dann sind Sie auch ein Teil von allen, und niemand will Ihnen mehr etwas Böses, weil Sie mit den anderen zusammenarbeiten und eine Einheit bilden.

Je höher, je feinstofflicher, je größer Ihr Bewusstsein ist, umso göttlicher wird es, und ein Gottesbewusstsein führt immer zum Paradies auf Erden.

Aber jetzt zurück zu Ihrem bewussten Denken und wie Sie durch Ihre gesteuerte Gedankenkraft Ihrem Körper, Ihrem Geist und Ihrem ganzen Leben zu mehr Gesundheit und Glückseligkeit verhelfen können. Das, was Sie in sich aufnehmen an Gedanken und Informationen, bestimmt also die Frequenz und Größe Ihres Energiefeldes der sogenannten Aura.

Was denken Sie über sich?
Gutes, Großartiges und Gesundes oder Übles und Krankmachendes?

Nehmen Sie sich ein Blatt Papier und einen Stift zum Aufschreiben. Es ist gut, wenn Sie Dinge niederschreiben und vor sich liegen haben. So können Sie das Aufgeschriebene besser von außen beurteilen und sind neutraler. Auch können Sie so Ihre Gedanken leichter verändern oder loslassen. Die aufgeschriebenen Gedanken werden dadurch auch klarer und bewusster, als wenn Sie nur etwas schnell denken. Durch das Aufschreiben bekommen Ihre Absichten auch mehr Kraft und Gültigkeit und werden sich schneller in die Tat umsetzen. Wer nichts aufschreiben möchte, weil er eine gute Vorstellungskraft besitzt, geht einfach die Punkte im Geiste durch und macht sich das mit sich selbst „klar". Die Gehirnarbeit ist hier das Ziel!

Übung: Was denke ich über mich?

Schreiben Sie zehn Punkte auf, was Sie heute alles über sich gedacht, gesagt oder erzählt haben.

Egal, ob es etwas Gutes oder Schlechtes über Sie ist. Hauptsache, es wird Ihnen bewusst.
Denken Sie nach!

Was Sie bewusst aufnehmen und annehmen, dazu werden Sie!
Aus was für Gedankeninformationen bestehen Sie?

- *Ich bin blöd ...*
- *Ich bin ein Esel ...*
- *Ich bin nicht gut im Beruf ...*
- *Ich bin zu krank dafür ...*
- *Ich bin ein Glückspilz ...*
- *Ich bin gut im Sport ...*
- *Das habe ich aber toll gemacht ...*
- *Ich bin ein netter Kerl ...*
- *Ich mache in Sachen Ernährung alles falsch ...*
- *Alle mögen mich ...*
- *Die können mich nicht leiden ...*
- *Meine Haare gefallen mir nicht mehr ...*
- *Ich sehe aber schlimm aus heute ...*
- *Ich bin zu alt dafür ...*
- *Ich komme aus meiner Haut nicht mehr raus ...*
- *...*

Übung: Womit habe ich mich beschäftigt?

Notieren Sie bitte wieder zehn Punkte, was Sie heute alles erlebt haben. Womit haben Sie sich gerade beschäftigt? Was haben Sie für Nachrichten gehört, gelesen oder im Fernsehen gesehen? Welche Informationen haben Sie wahrgenommen?

- *Das Wetter wird schlechter ...*
- *Es ist kein Geld in der Staatskasse ...*
- *Da waren Einbrüche in der Nachbarschaft ...*
- *Ich habe einen schönen Kuchen gebacken ...*
- *Heute war viel Autoverkehr auf der Straße ...*
- *Meine Kollegen waren aber gut drauf heute ...*
- *Der hat eine schlimme Krankheit ...*
- *Wieder eine Umweltkatastrophe ...*
- *Wieder ein Busunglück ...*
- *Der und die sind gestorben ...*
- *Meine Kinder sind lieb ...*
- *Meine Fußballmannschaft hat verloren ...*
- *Mein Ex hat mich wieder geärgert ...*
- *Die Politiker lügen sich wieder was zusammen ...*
- *Die Biere in der Kneipe haben gut geschmeckt ...*
- *Ich bin mit Aufräumen nicht fertig geworden ...*
- *Schon wieder ein Strafzettel ...*
- *Meine Pflänzchen wachsen und gedeihen ...*
- *Das Geld ist immer weniger Wert ...*
- *...*

*Ich bestehe auch aus dem,
was ich über mich denke!*

Wer bin ich?

Wie Sie schon herausgefunden haben, sind Sie eine Sammlung von Energie und Information. Sie bestehen aus verschiedenen Substanzen, aus Wasser und Mineralien, aber auch aus Meinungen, Gefühlen und Urteilen.

Wenn Sie ganz tief in sich hineinhorchen werden Sie zu der Erkenntnis gelangen, dass Sie diese Sammlung von Gedanken nicht selbst sind, sondern nur angenommen haben. Sie haben sich bewusst dafür entschieden so zu sein und diese Rolle zu spielen.

Nein, so wollte ich nicht sein, meine Lebensumstände haben mich dazu getrieben, werden jetzt einige aufschreien. Ja das sieht so aus, aber Ihre Lebensumstände, die ebenfalls aus Gedanken aufgebaut sind, bestimmen Sie letztendlich selbst. Um Ihnen dies bewusst zu machen, ist dieses Buch erschaffen worden. Eigentlich sogar von Ihnen selbst. Sie hatten die Idee so etwas zu wissen, sonst würden Sie dieses Buch jetzt nicht lesen.

Zurück von der Ansammlung von Gedanken und Gefühlen die Ihre Persönlichkeit ausmachen. Das was Sie sind, Ihr Bewusstsein, hat damit eigentlich nichts zu tun. Ihr wahres Selbst oder vielleicht kann man dies auch als Seele bezeichnen, sagt einfach nur zu sich „Ich bin".

„Ich bin" Bewusstsein ist die reine Essenz Ihres Selbst.

Ändern Sie Ihre Persönlichkeit so ändern Sie auch Ihre Lebensumstände und wenn Sie in eine spirituelle Richtung gehen, sogar Ihren Lebensplan mit dem Grundbewusstsein, dass Ihre Seele ausmacht. Viele sagen ja, die Erde ist ein Schulungsplanet und Sie als Bewusstsein werden durch die vielen Rollen und Inkarnationen des Lebens geschult. Dieser Meinung bin ich auch, obwohl ich auch den Bewußtseinsformen glaube, die sagen, die Erde ist ein Gefängnisplanet für „Ich bin" Bewusstsein. Wenn man die ganzen Jugendlichen mit Handy und Computerspielen süchtig gefesselt sieht, kann man dem nur zustimmen.

Das sind allerdings nur die sichtbaren bewußtseinsfesselnden Einrichtungen. Es gibt noch viele mehr, die wir auf den ersten Blick nicht gleich wahrnehmen. Der neue Matrix 4, Film von den Wachowskis Geschwistern bringt dies auch gut auf den Punkt oder auch das Buch „Alien Interview" von Lawrence R. Spencer. „Corona", was jetzt ab 2020 läuft, ist auch ein schönes Beispiel für das Gefängnis „Angst".

> **Sucht ist übrigens die Suche nach Gott!**

Mit Gott wird auch der Gott in uns, das universelle Bewusstsein was nicht altert, nicht leidet, alles steuert und immer präsent ist, bezeichnet. In diesem Buch geht es um den Gott in uns, den Mitschöpfer, das tiefe Innere Bewusstsein, was jedem Lebewesen inne ist.

> **Das Bewusstsein, wurde früher auch als innerer Mitwisser oder Gewissen bezeichnet.**

Wir, als Bewusstsein in dieser 4. Dimension, der physischen Dimension, haben mit unserem Körper großartige Möglichkeiten uns und damit das Universum um uns herum zu verändern. Es ist eigentlich ein Geschenk hier auf der Erde zu sein und agieren zu können.

Sie können sagen: „Ja, ab jetzt bin ich ein Vegetarier", oder: „Von nun an bin ich Nichtraucher. Ich habe Erfahrungen gemacht und meine Lebensumstände haben mich überzeugt." Wenn Sie meinen, ab heute sind Sie „so", werden sich auch sofort Ihr Leben und Ihre Gefühle zu dieser Meinung hin verändern. Wenn Sie sich für etwas entscheiden, wird sich alles zu dieser Entscheidung hin umändern. Heute haben Sie eine neue Meinung von „richtig" oder „falsch", daher werden Sie sich und andere Leute entsprechend anders sehen und beurteilen. Sie werden auch andere Leute treffen. Deswegen war Ihr Leben früher nicht schlecht. Sie wussten es nicht besser, jetzt sind Sie jemand anderes. Früher waren Sie vielleicht Zigarettenverkäufer, und heute arbeiten Sie in einem Bioladen. Sie treffen nun andere Leute, sprechen über andere Themen, erfahren andere Dinge als früher von der Zigarettenkundschaft. Sie werden jetzt auch anders über Ihre damalige Kundschaft denken.

Die Eigenschaften, die Sie beibehalten und fördern möchten, werden angenommen und verinnerlicht, alte Gewohnheiten abgelegt. Sie leben dann entsprechend und verhalten sich auch so. Sie haben eine andere Ausstrahlung, die von Ihrer Umwelt wahrgenommen und auf die entsprechend reagiert wird.

Sie bestehen aus dem, was Sie in sich aufnehmen, für sich akzeptieren und sein wollen. Wenn Sie etwas essen, was nicht gut für Sie ist, wird es Ihnen entsprechend schlecht ergehen. Essen Sie etwas, was Ihr Körper braucht, worauf Sie wirklich Appetit haben, werden Sie sich sofort besser fühlen. Bei Gedanken ist es ähnlich. Denken Sie schlecht über sich, macht sich das genauso bemerkbar, als wenn Sie sich mit Ihren Gedanken unterstützen und aufbauen.

Wenn Sie den Gedanken „Die Welt ist schlecht" zulassen, wird Sie Ihnen auch so begegnen. Allerdings werden Ihnen auch Ausnahmen begegnen. Sie denken vielleicht, die Welt sei schlecht, und es wird Ihnen dennoch Gutes widerfahren. Solange Sie kein universelles Bewusstsein und noch eine Persönlichkeit haben, denken Sie nicht alleine. Die anderen Persönlichkeiten, die Welt, denkt auch und hat auch eine Meinung. Alle Gedanken zusammen bewirken das Geschehen. Je höher das eigene Bewusstsein und je direkter man selbst beteiligt ist, desto mehr Durchsetzungskraft haben allerdings die eigenen Gedanken.

Übung: Wer bin ich?

Schreiben Sie bitte wieder einige Punkte auf, wer Sie sind. Also nicht mehr, was Sie alles gedacht haben, sondern was Sie denken, wer Sie sind. Sind Sie groß oder klein, dick oder dünn, Mann oder Frau, gehören Sie zur Partei A oder B?

- *Ich bin blond ...*
- *Ich bin 1,70 groß ...*
- *Ich bin dick ...*
- *Ich habe kurze Beine ...*
- *Ich bin ein Optimist ...*
- *Ich bin Nichtraucher ...*
- *Ich bin Vegetarier ...*
- *Ich bin ein Europäer ...*
- *...*

Es ist wichtig, dass Sie diese kleinen Übungen direkt mitmachen. Das Tun ist wichtig!

Sie kennen den Spruch:

„Der Weg ist das Ziel."
Dalai Lama

Wenn Sie jetzt eine Übung richtig mitmachen, bringt Ihnen das mehr, als das Buch einfach weiter zu lesen. Sie sagen vielleicht, das weiß ich doch alles schon, ich brauche das nicht oder ach ich bin jetzt zu müde, mein Tag war anstrengend. Wenn Sie das nicht bräuchten, dann würden Sie sich jetzt nicht damit auseinandersetzen müssen. Es gibt keine Zufälle. Natürlich haben Sie ihren freien Willen, Sie entscheiden und bestimmen immer alleine!

Aber manchmal ist es besser sich jetzt gleich darüber Gedanken zu machen. Sie haben diese Lebenssituation für sich angezogen. Ihre geistige Führung hat ihnen diese Situation erschaffen und sie wird das gleiche Thema immer wieder ähnlich erschaffen, bis Sie gelernt und ihre Lebenssituation umgedacht haben.

Ihr Unterbewusstsein merkt sich alles. Jede Anstrengung, und sei sie auch noch so klein, ist Energie in die richtige Richtung und führt zum Ziel. Wenn Sie sich jetzt im Kleinen überwinden, wird Ihnen das dann später auch im Großen Erfolg bringen. Wenn Sie jetzt nichts tun, können Sie auch später keinen Erfolg erwarten. Jede Übung macht Ihren Kopf klarer, freier und Ihre Gedanken strukturierter.

Mit solchen Übungen trainieren Sie Ihre Willensstärke und Gedankenkraft.

Je gezielter und klarer Sie denken, je schneller werden sich Ihre Wünsche und Absichten realisieren.

Hilf Dir selbst, dann hilft Dir Gott!

Ihr Bewusstsein muss in Bewegung kommen. Wenn Sie jetzt faul sind, wird Sie diese Trägheit nachher auch bei wichtigeren Dingen bremsen. Jetzt gilt es! Jede Übung bringt Sie voran, macht Sie bewusster. Das ist die Praxis! Wie schon gesagt, wie im Kleinen so später auch im Großen. Stärken Sie Ihren Geist!

Gedanken verändern Materie

Gedanken verändern Materie! Dies war vor einigen Jahren noch eine Sensation, denn die Menschen glaubten noch an eine feste Form der Materie und die Nutzlosigkeit ihrer Gedanken. Aber ich habe ja schon erklärt, dass Gedanken auch eine Art von Materie sind beziehungsweise Materie auch nur eine Sammlung von Gedankenenergie ist.

Aber jetzt ist ein einfacher Weg gefunden worden, um die Wirkung der Gedanken sofort sichtbar zu machen. Ein Weg vor allem, wie man auf einfache Weise auch den Unterschied von gesunden und krank machenden Energien deutlich machen und unterscheiden kann. Es ist der Beweis gelungen, dass negative Gedanken wirklich krank machen und gesunde heilen.

Masaru Emoto und seine Forscherkollegen haben es geschafft. Masaru Emoto ist ja einer der bekanntesten Wissenschaftler unserer Zeit und hat mit seinen Wasserforschungen Weltruhm erreicht. Er hat mit einfachen Mitteln die Kraft der Gedanken sichtbar gemacht und, wie gesagt, sogar aufgezeigt, dass gesunde Gedanken gesund machen und krank machende Gedanken krank machen.

Mittlerweile gibt es sehr viele wissenschaftliche Berichte und Bücher von seinen oder vergleichbaren Arbeiten, die immer ein ähnliches Ergebnis aufzeigen: Gutes und gesundes Denken macht gesund.

Masaru Emoto beschreibt in seinem Buch „Die Botschaft des Wassers", wie Kinder gekochten Reis in einem Glas besprechen. Eine Gruppe denkt und bespricht ein Glas mit gekochtem Reis mit guten und schönen Gedanken und die andere Gruppe mit negativen Gedanken und beschimpft es. Der Reis in dem „gut" besprochenen Glas war nach Wochen noch haltbar und genießbar, der

Reis in dem anderen „negativ" besprochenen Glas dagegen schon nach wenigen Tagen übelriechend und verfault aussehend und natürlich nicht mehr essbar.

Masaru Emoto hat Wasserproben auf der ganzen Welt genommen, in einem Spezialverfahren eingefroren und unter dem Elektronenmikroskop untersucht. Wasser von gesunden Quellen bildet immer wunderschöne Wasserkristalle (Schneeflöckchen) aus, krank machendes oder verseuchtes Wasser nicht.

Gesundes, positiv besprochenes Wasser

Er forschte weiter und besprach Wasserproben mit Worten oder beschrieb Aufkleber, die auf den Gläsern angebracht waren. Auch hier das verblüffende Ergebnis: Bei gesunden Gedanken verändert sich das Wasser zu den wunderbaren Wasserkristallen, wie sie in Heilquellen vorkommen.

Übrigens bildeten sich auf den gesunden Wasserproben auch kaum Bakterien, und die Menschen wurden gesünder davon. Auf den krank machenden Proben wuchsen und vermehrten sich Keime um ein Vielfaches, allerdings gab man dieses Wasser verständlicherweise niemandem zum Probieren.

Bei krank machenden Gedanken entstehen keine Kristalle, und das Wasser sieht genauso kaputt und nach nichts aus, wie das die Proben von verseuchten Quellen zeigen.

Somit hat Masaru Emoto auf einfache Weise die Kraft der Gedanken und die Macht der gesunden Gedanken bewiesen und sichtbar gemacht.

So gibt es viele ähnliche Forschungen von renommierten Wissenschaftlern unserer Zeit. Fritz A. Popp aus Deutschland, um nur einen zu nennen, macht mit seiner Biophotonenforschung und seinen Messungen der Zellstrahlung immer noch von sich reden und ständig neue Entdeckungen.

*Nur wer gegen den Strom schwimmt,
gelangt zur Quelle.*
Chinesische Weisheit

Wie können Gedanken mich verändern?

Da beim Menschen dessen grobe Bausteine auch aus den ganz kleinen und noch kleineren Ur-Teilchen zusammengesetzt sind, kann man beim Ändern der feinen Bausteine die groben Teilchen automatisch mitverändern.

Wie bei der russischen Spielfigur, der sogenannten Matroschka, bei der in einer groben Hülle immer kleiner werdende Figuren stecken.

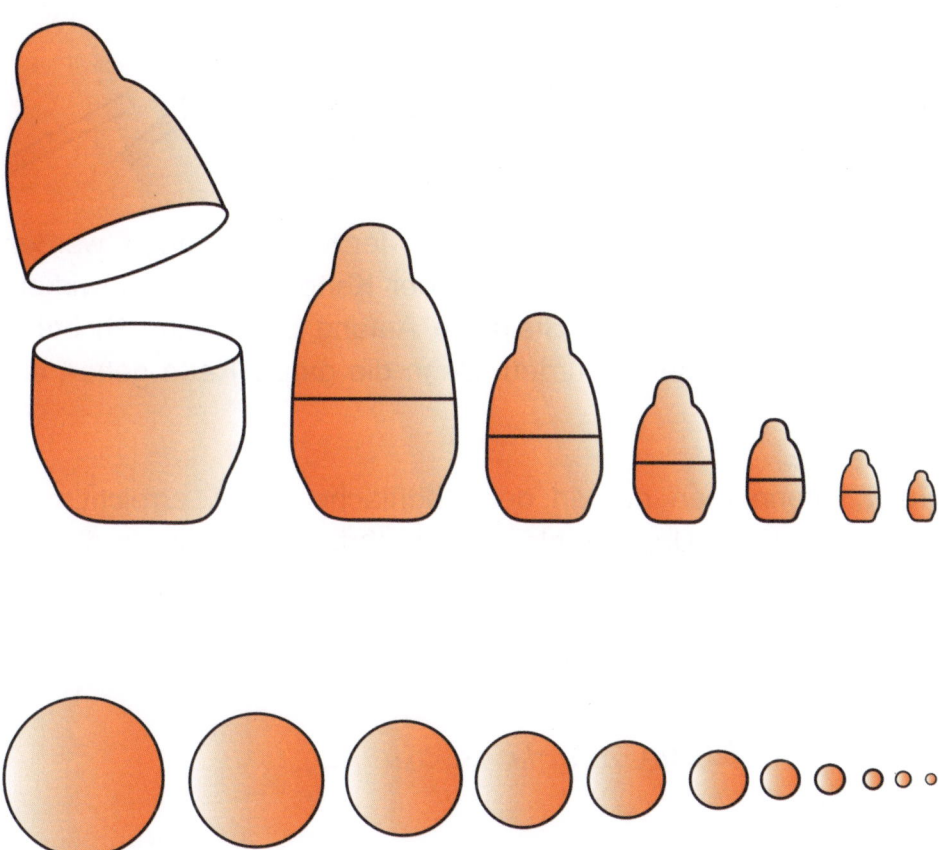

Ändern Sie also Ihre viel feiner zusammengesetzten Gedanken, so wird Ihr grobstofflicher Körper automatisch mit verändert. Die Wirkung lässt sich sofort messen. Die Dauer, bis sie sichtbar wird, hängt allerdings von der Qualität Ihrer Gedankenarbeit ab und von den anderen Gedanken, die Sie haben, und von dem, was Sie in der Vergangenheit getan oder gedacht haben.

Wenn Sie Ihre Gedanken ändern, setzen Sie weiter hinten oder je nach Sichtweise mehr am Anfang der Teilchenkette an und können eine größere Wirkung erzielen, als wenn Sie nur oberflächliche Symptome bekämpfen. Sie arbeiten dann auf einer viel feinstofflicheren Ebene – und an der Ursache.

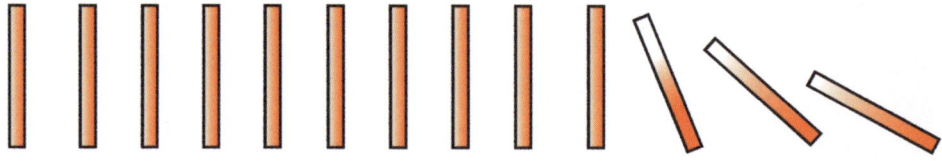

Wenn Sie den Dominostein am Ende der Kette anstoßen, werden Sie bei den restlichen Elementen der Kette viel mehr bewirken, als wenn Sie erst einen Stein am Anfang in dieselbe Richtung umkippen (verändern) würden. Denn die ganze Kette gehört dazu.

Fazit: Wenn man nur an der Oberfläche kratzt, erreicht man nichts, denn die Ursache bleibt unberührt. Setzen Sie an der Ursache an und bringen Sie die ganze Kette in Bewegung, indem Sie Ihre Gedanken verändern.

Kein Gedanke ist alleine gültig!

Übung: Wie schnell können Gedanken mich verändern?

Ein einfaches Beispiel, das Sie selbst gleich ausprobieren können.

Messen Sie Ihren Puls oder Blutdruck und schauen Sie dabei in einen Spiegel. Beobachten Sie Ihr Gesicht, kontrollieren dabei Ihren Puls und alles, was Ihnen sonst noch einfällt.

Denken Sie dann intensiv an ein schönes Erlebnis, das Ihnen einfällt oder das Sie erlebt haben. Beobachten Sie dabei, was passiert. Sie werden merken, wie sich Ihr Aussehen und Ihre gemessenen Werte verändern.

Anschließend denken Sie intensiv an ein schlimmes Ereignis oder etwas Trauriges, das Sie vielleicht einmal empfunden haben. Sofort ändern sich Ihre Werte messbar, und auch Ihr Gesicht sieht ganz anders aus.

Wenn Sie selbst nichts bemerken, fragen Sie einen Freund oder eine Freundin. Freunde oder Familienmitglieder werden sofort eine Veränderung bemerken. Bei anderen Menschen erkennen Sie auch deren Stimmung oder Laune direkt. Wie haben Sie das bemerkt und woran erkannt?

Fachkräfte können noch viel mehr nachweisen und aufzeichnen, und immer mehr wird entdeckt. Der Lügendetektor ist auch so ein Gerät, mit dem emotionale Feinheiten unterschieden werden. Ein anderes Beispiel ist das Immunsystem, es reagiert besonders auf Ärger und Stress. Die Anzahl der freien Radikale im Blut erhöht sich sofort bei Stress oder Wut und sinkt wieder bei Entspannung und Ausgeglichenheit. Die meisten Herzinfarkte werden durch Stress ausgelöst, weil sich die kleinen Blutgefäße dabei verkrampfen.

Wenn jemand schlimme Nachrichten gelesen oder gehört hat, beschäftigt sich das Unterbewusstsein weiter damit. Der Körper steht dabei die ganze Zeit unter Dauerstress und leidet gesundheitlich. Die Gemütsstimmung kann noch Tage nach schlechten Nachrichten oder Ärger getrübt sein und damit die Energiefrequenz gemindert. Solche gesundheitsschädlichen Emotionen und Zustände sollten Sie immer sofort erkennen und vermeiden. Es genügt meistens schon, wenn Ihnen eine schlechte Laune bewusst wird und Sie dies als gesundheitsschädlich einstufen. Ihr Unterbewusstsein wird sich dann sofort mit der Auflösung beschäftigen. Natürlich werden Ihnen hier noch viele Übungen begegnen, die Ihnen helfen, mit so etwas umzugehen.

Übung: Die Kraft der Gedanken!

Noch ein Test, damit Sie sehen, wie Ihre Gedanken Ihre Lebenskraft verändern. Sie kennen solche „Armdrücktests" vielleicht aus der Kinesiologie.

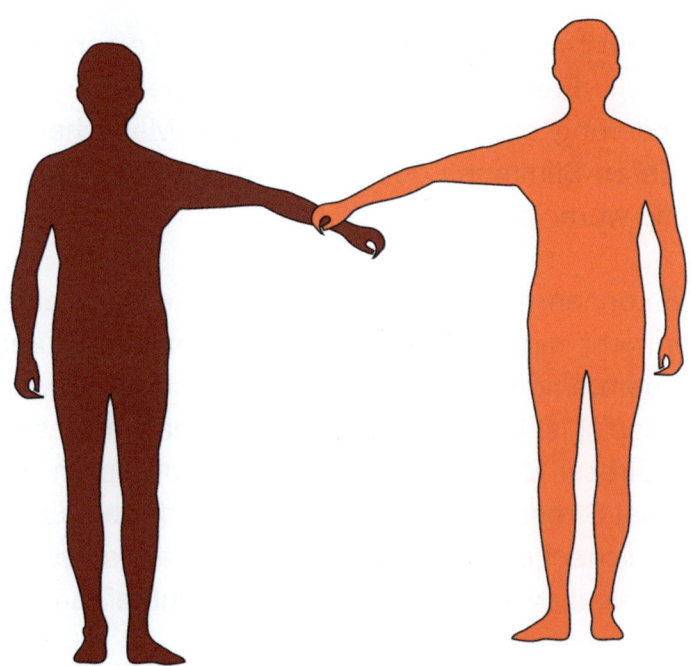

Suchen Sie sich einen Partner, der sich aufrecht hinstellt, und lassen Sie ihn einen Arm seitlich in die Horizontale ausstrecken. Nun drücken Sie den seitlich ausgestreckten Arm Ihres Partners nach unten und beurteilen seine Widerstandkraft und wie weit Sie den Arm nach unten drücken können.

Anschließend bitten Sie ihn, an seinen letzten stressigen Arbeitstag zu denken und wie er so richtig groggy war oder sein Chef ihn drangsaliert hat. Drücken Sie in diesem Moment den Arm wieder nach unten. Sie werden feststellen, dass Ihnen das diesmal mühelos gelingt. Die Kraft Ihres Partners hat deutlich nachgelassen.

Danach soll Ihr Partner an ein schönes Ereignis denken, als es ihm gut ging, zum Beispiel an seinen vergangenen Urlaub. Dabei seinen ausgestreckten Arm wieder hinunterdrücken. Nun, was ist geschehen? Seine Kraft ist wieder da, und er ist sogar noch stärker geworden als beim ersten Drücken.

Gedanken sind pure Energie,
die Sie sofort stärken oder schwächen können.

Ein anderes Beispiel:

Machen Sie noch einmal den gleichen Test mit dem Armdrücken. Ihr Partner soll den Arm ausstrecken und seinen Namen aussprechen. Dabei drücken Sie wieder nach unten. Sie werden feststellen, dass er sehr stark ist.

Dann die gleiche Übung, und er soll einen fremden Namen nennen, vielleicht sogar einen, den er nicht leiden kann. Sie werden sofort merken, wie der Arm beim Drücken wie Pudding hinunterfällt.

Eine weitere Variation des Testes ist mit Lüge und Wahrheit. Lassen Sie Ihren Partner eine Unwahrheit sagen und machen dabei den Drücktest. Zum Beispiel soll er sagen: „Ich bin eine Frau", wenn er ein Mann ist oder umgekehrt. Oder: „Ich bin ein Franzose", wenn er ein Deutscher ist. Es geht auch mit: „Ich bin gelernter Bäckermeister", und er ist in Wahrheit etwas anderes von Beruf. Der Spruch „Lügen haben kurze Beine" passt hier genau, denn viel Kraft bleibt Ihrem Partner da nicht mehr übrig. Das ist übrigens die einfachste Form eines Lügendetektors.

Wenn sich nun jemand den ganzen Tag mit Negativem oder mit Unwahrheiten beschäftigt, können Sie sich denken, wie es diesem Menschen energetisch und gesundheitlich geht.

Wahrheit ist nicht umsonst eine wichtige spirituelle Disziplin, die zur Gesundheit und Erleuchtung führt. Dies gilt auch für die Übungen in diesem Buch. Ohne Ehrlichkeit und Wahrheit, vor allem auch sich selbst gegenüber, werden Sie keinen dauerhaften Erfolg ernten.

Gesunde Gedanken haben mehr Energie, fördern die Lebenskraft und erweitern das Energiefeld. Sie sind auch immer stärker und gesünder und setzen sich durch. Das Gute siegt immer. Krank machende Gedanken schwächen Sie, und Ihr Lebensfluss wird unterbrochen. Man könnte auch sagen: Der Wasserhahn ist mehr zu- als aufgedreht. Ihr Energiefeld und Ihr Bewusstsein werden kleiner.

Gedanken sind Informationen, Eigenschaften, Symbole, Wünsche, Lebensweisen, Merkmale und vieles mehr. Sie haben genauso Substanz, sind genauso real und präsent und haben ihre entsprechende Wirkung wie alles andere, was Sie wahrnehmen, dies kann ich gar nicht oft genug betonen.

Die Wirkung von Gedanken sollten Sie nicht unterschätzen. Sie können sich mit richtigen Gedanken sofort helfen und mit falschen Gedanken krank machen. Wenngleich Sie die Gedanken vielleicht nicht sehen können oder ihre Auswirkungen nicht immer sofort spüren, wirken sie doch. Nehmen Sie die Röntgenstrahlung als Beispiel. Bei den ersten Atomtests und Röntgenversuchen standen die Leute noch daneben und haben zugeschaut. Zuerst haben sie auch nichts bemerkt, die Nachwirkungen kamen erst viel später. Diese Röntgenstrahlung kann kaum ein Mensch direkt spüren, und trotzdem hat sie großen Einfluss auf uns.

In der Werbung finden Sie die besten Beispiele, wie mit Gedanken von Menschen gearbeitet wird und welche Wirkungen damit erzielt werden. Beobachten Sie einmal die Hintergedanken von Werbesendungen oder wie krank man gemacht wird, wenn man nicht dieses spezielle Mittel nimmt oder wie hässlich man aussieht, wenn man nicht genau das empfohlene Produkt anwendet. Werbung kann manchmal ganz schön brutal und manipulativ sein. Man wird nie erfolgreich sein, isst man nicht diese Schokolade, wird dort gesagt. In anderen Ländern wird Gedankenmanipulation Voodoo genannt.

Nutzen Sie jetzt diese Strategien für sich, indem Sie das denken, was Sie möchten, und das, was Ihnen hilft. Vorsicht und Achtsamkeit sind dabei geboten. Es ist gleichgültig, ob Sie für sich denken oder für andere. Was Sie ausstrahlen, aussenden, das ziehen Sie auch wieder an. Beim Lachen merkt man das am besten: Es wirkt so ansteckend auf andere, dass sie in das Lachen einstimmen.

Dieses Buch beschäftigt sich hauptsächlich mit Ihren eigenen Gedanken. Hier lernen Sie erst einmal, nur mit den eigenen Gedanken und Ihren Gedanken zu sich selbst umzugehen. Wenn Sie die Gedanken anderer ändern wollen, dann müssen Sie sowieso mit sich selbst anfangen. Ändern Sie sich und Ihr Denken, dann ändert sich auch Ihr Umfeld und das Denken Ihres Umfeldes. Was Sie aussenden, was Sie sind, das bekommen Sie auch von überall widergespiegelt.

Sie können nur die Radiofrequenz hören, auf die Sie eingestellt sind. Sie sind der Empfänger. So wie Sie eingestellt sind, so nehmen Sie Ihre Umwelt wahr. Gehen Sie auf eine andere Radiofrequenz, dann hören Sie auch eine andere Musik. Probieren Sie es gleich aus, und der Erfolg wird sich einstellen.

Also, ändern Sie sich, dann ändern Sie auch gleichermaßen Ihr Umfeld. Wenn Sie ein höheres Bewusstsein erlangen, dann erkennen Sie sowieso, dass Sie nicht getrennt sind von den anderen und der restlichen Welt, das habe ich Ihnen ja vorher bereits angedeutet. Lassen Sie solche Erfahrungen zu. Sie werden überrascht sein, wie einfach das geht.

Übung: Was denken Sie über Ihren Körper?

Zählen Sie Ihre einzelnen Körperteile oder Körperbereiche auf und schreiben Sie Ihre Meinung darüber auf:

Ich denke, ich habe schöne Augen ...
Ich denke, mein Bauch ist zu dick ...
Mein Bein tut weh ...
Ich bin gut in Form ...
Meine Haut sieht nicht gut aus ...
Ich habe Arthrose ...
Mein Kreuz tut immer weh ...
Ich habe Krebs ...
Ich bin gesund ...
...

Übung: Was empfinde ich dabei?

Betrachten Sie jetzt Ihre aufgeschriebenen Sätze und schreiben Sie dahinter auf, was Sie dabei empfinden.

Ich freue mich über meine Augen, ich bin stolz darauf ...
Das ist schlecht für mich, ich bin hässlich ...
Ich bin krank, ich fühle mich elend ...
Ich genieße meine Fitness ...
Ich bin nicht attraktiv ...
Ich bin chronisch krank, ein hoffnungsloser Fall ...
Da kann man halt nix machen, das zieht mich runter ...
Ich habe Angst ...
Ich sage das zwar, aber so fühle ich mich nicht ...
...

Übung: Gedanken bewerten

Nun können Sie die aufgeschriebenen Sätze bewerten. Welche Gedanken sind gut und positiv für Sie und welche negativ?

Ich freue mich über meine schönen Augen, ☺
ich bin stolz auf sie ... ☺
Das ist schlecht für mich, ich bin hässlich ... ☹
Ich bin krank, ich fühle mich elend ... ☹
Ich genieße meine Fitness ... ☺
Ich bin nicht attraktiv ... ☹
Ich bin chronisch krank ... ☹
Mein Leben ist zu ende ... ☹

Hoffentlich werde ich nicht krank ...

Übung: Gedanken korrigieren

Nun haben Sie die Wahl, umzudenken oder sich zu ändern. Schreiben Sie die Sätze um, die Ihnen nicht gefallen, oder löschen Sie diese Sätze einfach und streichen Sie sie durch.

Beginnen Sie mit dem Durchstreichen und Auflösen.

Sagen Sie sich: „Indem ich die Sätze jetzt durchstreiche, lösche ich sie aus meinem Energiefeld und benutze diese Aussagen in Zukunft nicht mehr." Fühlen Sie in sich hinein.

Meine Glaubenssätze:

Ich denke, ich habe schöne Augen ... ✓
~~Ich denke, mein Bauch ist zu dick~~ ... ✗
~~Mein Bein tut weh~~ ... ✗
Ich bin gut in Form ... ✓
~~Meine Haut sieht nicht gut aus~~ ... ✗
~~Ich habe Arthrose~~ ... ✗
~~Ich habe Krebs~~ ... ✗
Ich bin gesund ... ✓

Meine innerlichen Gefühle:

Ich freue mich über meine schönen Augen, ✓
ich bin stolz auf sie ... ✓
~~Das ist schlecht für mich, ich bin hässlich~~ ... ✗
~~Ich bin krank, ich fühle mich elend~~ ... ✗

Ich genieße meine Fitness ... ✓
~~*Ich bin nicht attraktiv ...*~~ ✗
~~*Ich bin chronisch krank, ein hoffnungsloser Fall ...*~~ ✗
~~*Ich muss sterben, ich habe Angst ...*~~ ✗
~~*Ich sage das zwar, aber so fühle ich mich nicht ...*~~ ✗

Fühlen Sie tief in sich, wie sich diese Energien beim Durchstreichen auch in Ihnen auflösen. Sie können dies mehrmals wiederholen. Eine magische Zahl ist die Drei. Wiederholen Sie das Durchstreichen dreimal. Das Magische kommt allerdings nur aus der Gewohnheit und aus Angst. Wenn Sie sicher sind, dass einmal genügt, dann genügt es auch. Das ist Ihr Glaube. Seien Sie sich einfach sicher, dass es so ist.

Nun das Gleiche, nur werden die negativen Aussagen jetzt umformuliert. Sagen Sie sich: „Indem ich nun die Sätze umschreibe und in Gutes ändere, ziehe ich in Zukunft auch diese guten Energien an."

Ich programmiere mich um:

Ich denke, mein Bauch ist zu dick ...
Das ist schlecht für mich, ich bin hässlich ...
→ *Ich habe einen gesunden Bauch, ich liebe ihn, er wird sich weiter nach meinen Wünschen verändern ...*
→ *Es ist alles gut ...*

Mein Bein tut weh ...
Ich bin krank, ich fühle mich elend ...
→ *Meinem Bein geht es schon viel besser, es wird immer gesünder, es bringt mich sicher voran ...*
→ *Es fühlt sich schon viel besser an, ich bin gesund ...*
Meine Haut sieht nicht gut aus ...

Ich bin hässlich ...
→ *Ich achte nun besser auf meine Ernährung, entgifte meinen Körper und trinke viel, meine Haut erholt sich, sie wird immer gesünder ...*
→ *Ich bin schön und sehe gut aus ...*

Ich habe Arthrose ...
Ich bin chronisch krank, ein hoffnungsloser Fall ...
→ *Ich hatte mal Arthrose, jetzt geht es mir gut und ich werde täglich gesünder und beweglicher ...*
→ *Ich bin der Sieger, mir gelingt alles ...*

Ich habe Krebs ...
Das ist nur eine Diagnose, man weiß heute, dass Krebs keine Krankheit ist, eher eine Unterversorgung der Zelle, das wird schon wieder ...
→ *Mein Körper heilt jetzt, ich lasse alles Ungesunde weg und entlaste meine Selbstheilungskräfte.*
Ich esse kein Zucker, kein Weißmehl und kein Schweinefleisch mehr, trinke keinen Kaffee und kein Alkohol und mache eine CDL Kur (wird später erklärt). Das hilft immer!
→ *Ich habe ein langes und glückliches Leben vor mir!*

Ich bin gesund ...
aber wie lange hält das?
→ *Ich lebe im jetzt und mache mir keine Sorgen um die Zukunft.*
→ *Da ich gesund lebe, habe ich großes Vertrauen das ich gesund bleibe.*
→ *Ich achte auf eventuelle Signale meines Körpers und reagiere sofort. Somit kann gar nicht erst eine Krankheit entstehen.*

Der Geist muss auf eine Richtung ausgerichtet sein!

Die Menschen müssen entschlossen voranschreiten und ihre ganze Kraft für das Ziel und die Errungenschaft einsetzen, die sie sich selbst gesetzt haben.

Wenn dies geschehen ist, kann keine Kraft sie zurückziehen; sie können die Position erreichen, die ihnen zusteht.

Taucht den unsteten Geist, der in alle Richtungen flieht, in die Kontemplation des Namens des Herrn ein; die Wirkung wird so sein, wie wenn man die Sonnenstrahlen durch ein Stück eines Vergrößerungsglases bündelt. Die gestreuten Strahlen entwickeln die Kraft einer Flamme, die brennt und verzehrt. Genauso manifestieren sich die Wellen des Intellekts und die Gefühle des Geistes, wenn sie durch die konvergierende Linse des Selbst auf einen Punkt gerichtet werden, als der universelle göttliche Glanz, der das Böse verbrennen und die Freude erleuchten kann.

Alle sind in der Lage, in ihrem Beruf oder in ihrer Beschäftigung Erfolg zu haben, wenn sie ihre Aufmerksamkeit auf einen Punkt richten. Selbst die unbedeutendste Aufgabe braucht die Qualität der Konzentration, um erfüllt werden zu können.

Wie schwierig das Problem auch sein mag, vor dem unbeirrten Bemühen gibt alles nach.

Sri Sathya Sai Baba, Indien

Was will ich und warum?

Da sich unser Leben ständig verändert, kommen auch ständig neue Herausforderungen. Manchmal allerdings sind diese Veränderungen zu groß oder zu schwierig, und man weiß nicht mehr weiter. Das Leben ist in irgendeinem Bereich zum Stillstand gekommen. Man fühlt sich unwohl und ist nicht mehr zufrieden. Man möchte etwas verändern oder erreichen, aber weiß nicht wie.

Vorher haben Sie in irgendeiner Weise gelebt und gedacht. Sie sind zum Beispiel regelmäßig zur Arbeit gefahren, waren täglich joggen, sind gelegentlich ins Kino gegangen, hatten Größe 40 und sahen so aus. Jetzt, bedingt durch irgendeine Ursache, ein Problem oder eine Erkenntnis, können oder wollen Sie das nicht mehr so wie früher, Sie sind unzufrieden und fühlen sich nicht gut. Sie wollen sich verändern.

Wenn Sie etwas essen, dann fragen Sie sich: „Will ich aus Kuchen und Teig bestehen, will ich Teig ansetzen?" Wenn Sie bestimmte Gedanken konsumieren, fragen Sie sich auch dann, ob Sie daraus bestehen, ob Sie so sein wollen. Sie bestehen aus Ihren Gedanken, Zielen und Wünschen. Kennen Sie diese überhaupt alle? Welche Wünsche haben Sie? Wenn Sie Ihre Ziele nicht kennen oder definieren, kommen Sie auch nicht voran.

Übung: Was will ich und warum?

Gehen Sie jetzt noch einmal die letzten Seiten mit den aufgeschriebenen Gefühlen zu Ihren Gedanken über sich selbst durch. Schauen Sie sich noch einmal die Sätze an, die Ihnen gefallen und die Sie beibehalten möchten. Überprüfen Sie genau, warum Sie das möchten.

Erkennen Sie, was dahintersteckt:

Was ist positive und gute Energie für mich?
Wie fühlt sich das an?
Wo und wie nehme ich das wahr?

Fühlen und spüren Sie, wie das für Sie ist oder sein wird.

*Ich **freue** mich über meine schönen Augen,*
*ich bin **stolz** auf sie ...*
*Es ist **alles gut** ...*
*Es fühlt sich schon **viel besser** an, **ich bin gesund** ...*
*Ich bin **schön** und **sehe gut aus** ...*
*Ich **genieße meine Fitness** ...*
*Ich bin der **Sieger**, mir **gelingt alles** ...*
*Ich habe es überwunden, **ich bin geheilt** ...*
*Ich bin **wirklich gesund** ...*

Der Mensch ist nichts anderes,
als wozu er sich macht!
Jean-Paul Sartre

Siegen, Freude, Gelingen, Gesundheit, Schönheit, Fitness, Vitalität sind Energien und Eigenschaften, die Sie ab jetzt bewusst erzeugen und ausstrahlen sollten, damit Sie noch mehr davon zurückerhalten und in der Welt fördern. Vor allem die universelle **Liebe** gilt es als Haupteigenschaft immer zu behalten. Die Liebe ist der Schlüssel zu allem Guten. Lieben Sie sich und alles, was Sie tun, fangen Sie auch hier mit sich selbst an.

Ich weiß, was ich will!
Ich bin fit im Denken!

Übung: Gute Eigenschaften und Energiezustände

Schreiben Sie jetzt bitte alle guten Eigenschaften, Gemütszustände und Begriffe auf, die Ihnen einfallen. Das ist pure Energie. Bitte fangen Sie gleich mit der Übung an und lesen Sie die im Buch aufgeschriebenen Begriffe erst später.

Liebe
Freude
Dankbarkeit
Mitgefühl
Wahrheit
Ehrlichkeit
Aufrichtigkeit
Geduld
Selbstlosigkeit
Gelassenheit
Achtsamkeit
Gesundheit
Schönheit
Freiheit
Grenzenlosigkeit
Harmonie
Frieden
Glück
Lebendigkeit
Heiterkeit
...

Wiederholen Sie diese Übung täglich. Es sollten jedes Mal mehr gute Dinge sein, die Ihnen einfallen.

Liebe und Dankbarkeit

Die von Ihnen aufgezählten positiven Begriffe sind starke Energien, die viel bewirken können. Solche Kräfte sollten Sie immer mit Ihren Worten und Gedanken verbinden. Wenn es Ihnen gelingt, diese Kräfte in Ihre Wünsche und Ziele einzubringen, werden diese sich schnell erfüllen.

Wenn Sie Ihren heutigen Tag überdenken und ihn grob einteilen: Waren Sie heute schon glücklich und haben sich über etwas gefreut? Natürlich ist keine Lebenssituation vollkommen glücklich oder vollkommen schlecht. Jedes Erlebnis ist immer eine Sammlung von Energien und Meinungen. Allerdings bestimmen Sie selbst, wie Ihre Gefühle dazu sind. Sie können sich über Ihren Geburtstagskuchen freuen und dankbar sein oder sagen: „Oje, der macht mich aber dick, so etwas Blödes …"

Übung: Sich freuen und das Gute sehen

Notieren Sie, worüber Sie sich heute gefreut haben und was Sie traurig gestimmt hat.

Verfahren Sie genauso wie bei den vorherigen Übungen. Anschließend versuchen Sie, die negativen Situationen anders zu sehen und umzudenken. Vielleicht finden Sie doch etwas Positives darin und stärken das Gute, damit morgen der Tag noch besser wird.

Ich ändere mich und damit die Welt!

Übung: Göttliche Liebe

Die universelle, göttliche Liebe ist eine Sammlung von allen guten Eigenschaften und Gefühlen. Sie ist der Schlüssel zum Erfolg.

Diese Liebe bedeutet, sich selbst und alle anderen zu lieben ohne Einschränkung und Eigennützigkeit. Wer in der universellen Liebesschwingung ist, kann alles erreichen, sie ist die stärkste Kraft im Universum. Diese Liebe lässt sich nur schwer in Worte fassen, sie erreicht man durch wahre, klare spirituelle Eigenschaften und tägliche Übung in der Praxis.

Nehmen Sie sich jetzt etwas Zeit und fangen mit der Liebe zu Ihren Körperteilen an. Erzeugen Sie Liebe und Dankbarkeit für Ihren Körper, so gut Sie können. Senden Sie Ihre Liebe in die Füße, Finger, Arme und Beine, den Bauch, Rücken, die Knie und so weiter. Ergründen Sie Ihre edelsten Gefühle und schenken Sie sich diese Energie selbst.

Die Liebe kann alles heilen und verändern. Sie sollten sich täglich dafür Zeit nehmen, bis Sie ständig eine liebevolle Schwingung halten können. Suchen Sie sich spirituelle Meister unserer Zeit zum Vorbild. Das ist für die Christen der Papst, für die Buddhisten der Dalai Lama, für die Inder Sathya Sai Baba und so weiter. Lernen Sie von solchen Menschen oder gehen Sie einfach in sich selbst. In sich finden Sie alle Antworten und Wahrheiten. Sie brauchen eigentlich nicht im Außen zu suchen.

Machen Sie ab jetzt jede Übung in „Liebe"!

Liebe erhebt keine Forderungen.
Liebe stellt keine Bedingungen.

Liebe kennt keine Vorwürfe.
Liebe versteht und entschuldigt alles.
Liebe distanziert sich nicht.
Liebe will alles miteinander verbinden.
Liebe ist die größte Energieform
Liebe ist Gott und nicht verstärkbar.

Liebe sucht nicht nach Argumenten.
Liebe achtet die Freiheit des anderen.
Liebe weicht, wenn sie vertrieben wird.
Liebe meidet keinen.
Liebe hat weder Anfang noch Ende.
Liebe ist einfach und will immer beglücken.
Wo Liebe bewusst wird, da bleibt sie für alle Zeit!

Wer diesen Zustand einmal erlebt hat, er kann ihn nie mehr vergessen.

Liebe löst allen Egoismus auf.

Beginnt den Tag mit Liebe.
Füllt den Tag mit Liebe.
Beendet den Tag mit Liebe.
Das ist der Weg zu Gott.
Liebe ist Gott.

Euer Körper ist der Tempel Gottes.

Sathya Sai Baba

Die Sichtweise

Viele Leute sagen von sich, sie seien zu dick, obwohl sie schlank aussehen. Die Frage ist hier: Meinen diese Leute das wirklich, oder wie oft sagen sie genau das Gegenteil? Vielleicht sagen sie zu doppelt so vielen anderen Menschen, dass sie schlank sind und gut aussehen. Vielleicht sagen sie sich auch innerlich dabei, dass es gar nicht stimmt, was sie sagen, dass sie gelogen haben, als sie diese Aussage über sich gemacht haben. Sie sagen zwar dick, aber meinen in Wahrheit schlank.

Kurz oder lang?

Ein Bleistift kann für Sie lang sein, ein anderer betrachtet ihn schon als kurz. Dick oder dünn? Wann fängt der Unterschied an? Wo ist die Grenze? Ab wann ist man dick und ab wann dünn? Die Grenze bestimmen ganz allein Sie.

Viele Menschen lassen auch die Mode oder Medien diese Grenzen bestimmen. Aber gibt es eine allgemein gültige Grenze für alle? Jeder ist so verschieden, lebt anders, isst anders und hat eine ganz andere Arbeit und körperliche und geistige Belastung. Wie kann man da gleiche Grenzen für alle geltend machen? Sie kennen sich am besten und wissen, was für Sie gut ist. Bestimmen Sie Ihre Grenzwerte und verschieben diese Grenze in Ihre gewünschte Richtung:

Achten Sie auch auf Ihre Gefühle hinter Ihren Gedanken. Was meinen Sie mit Ihren Gedanken konkret? Welche Empfindungen und Bilder haben Sie dabei? Vor allem stellt sich die Frage, wie es Ihnen dabei geht. Ist die schwarze Katze für Sie ein Glücksbringer oder gehen Sie ihr lieber aus dem Weg. Das hängt ganz von Ihnen ab. Was für Sie „wie" ist, wissen Sie am besten, Sie kennen Ihre Gedankenwelt aus erster Hand. Hinter jedem Gedanken steckt eine ganze Welt!

Wenn Sie jahrelang denselben Gedanken denken, wird er mehr wirken, als wenn Sie kurz etwas Neues denken. Wenn Sie jahrelang denken, Sie seien zu dick, und dann einmal „Ich bin schlank" denken, wird sich das jetzt kaum sichtbar bemerkbar machen.

Es kommt auf die Sichtweise an!
Sie bestimmen wo sie stehen, … hier?

krank **es geht so** **gesund**

… oder lieber hier?

krank **gesund** **super Hochform**

Gesundheit sollte für Sie die neue Normalität sein!

Die Welt hinter den Gedanken

Wie bereits erwähnt, steckt hinter jedem Wort und hinter jedem Gedanken eine ganze Welt. Eine Sammlung von anderen Gedanken, Erlebnissen und Gefühlen. Man könnte es ein Symbol nennen. Es ist eine Sammlung von Energien, von sogenannten Quantenkräften. Diese kann man wiederum als Energiegefühl wahrnehmen. Diese Gefühle sind die Quantenkräfte des Universums, damit können Sie alles erreichen und alles erfahren. Diese Welt ist bei jedem anders, besser gesagt, jeder nimmt sie anders wahr, je nach seiner Erfahrung, seiner Realität und Sichtweise.

Diese Welt, diese Gefühle dahinter müssen Sie immer bedenken und mit ändern bei Ihren Übungen. Diese Welt hinter den Dingen verändert sich auch ständig. Sie kennen das, Sie fragen zehn Leute, die im selben Kinofilm waren, was sie gesehen haben, und jeder erzählt etwas anderes.

Übung: Die Welt hinter den Dingen

Schreiben Sie bitte zehn Dinge auf, die Sie über die „Polizei" denken.

Zu schnell gefahren ...
Achtung, Gefahr, Angst ...
Beschützer, Hilfe in der Not ...
Handlanger der Regierung ...
Dein Freund und Helfer ...
Brutale Söldner ...
Mein lieber Nachbar ...

Wiederholen Sie dies mit „Apfel", „Hamburger", „Krankenwagen",

„Schokolade", „schwarze Katze",

„Geldsack", „Eis", „Rollstuhl" …

Solange irgendetwas Ungesundes, eine Charakterschwäche oder etwas Negatives bei Ihren Worten und Gedanken mitschwingt, werden diese Energien ebenfalls wirken. Die Begriffe, die Sie in Ihrem Alltag benutzen, sollten möglichst frei sein von negativen Assoziationen, also am besten für Sie „gut" oder wenigstens „neutral" sein.

Übung: Die Welt hinter den Dingen ändern

Ändern Sie jetzt die Welt hinter den Dingen, indem Sie die Begriffe für Sie in eine ausgewogene Bedeutung bringen, also frei von negativen Emotionen und Verbindungen. Denken Sie: „Das hat ja durchaus sein Gutes und ist in der Situation angebracht" und so weiter. Wenn Sie nichts Gutes finden, sollten Sie solche Ausdrücke nicht mehr verwenden.

Überlegen Sie, was Sie heute alles für Begriffe (Symbole) verwendet haben. Worüber haben Sie sich zuletzt unterhalten, und welche Gedanken haben Sie dabei gedacht?

Nicht was Sie gesagt haben ist die Frage, sondern: Welche Bilder, Erinnerungen und Verknüpfungen steckten dahinter?

War dies ein gesundes Gespräch oder um was ging es in Wirklichkeit?

Überlegen Sie, wie Sie sich in Zukunft unterhalten werden. Ohne negative Verbindungen werden Sie Ihr Gegenüber ganz anders verstehen, denn es meint etwas anderes mit dem verwendeten Begriff als Sie. Dies können Sie aber nur erkennen, wenn Sie keine vorgefassten Meinungen im Kopf haben und neutral sind.

Negative Urteile, Verurteilungen, Aburteile, Schubladendenken, Vorurteile, … sollten nicht mehr ihr Verhalten bestimmen.

Jeder Schritt ist wichtiger
als 1000 gute Vorsätze.

Gewohnheit

Wie bei allen Einflüssen auf uns spielen die Menge und die Einwirkungszeit eine große Rolle, so auch bei Gedanken.

Wenn Sie über einen sehr langen Zeitraum etwas tun oder denken, gewöhnt sich Ihr Körper immer mehr daran und verändert sich auch entsprechend. Solche Dauergedanken haben große Kraft und sind auch schwer wieder zu ändern, sei es im Guten oder im Schlechten.

Denken Sie an den Spruch: **„Der Hund ist wie sein Herrchen."** Die Haustiere werden den Menschen, bei denen sie leben, immer ähnlicher. Man hat Ehepaare beobachtet, die frisch verheiratet sind, und solche, die ihr ganzes Leben lang zusammenleben. Je länger diese Paare zusammen waren, umso ähnlicher sahen sie sich. Genauso bei der Umwelt. Je mehr man sich in einer bestimmten Umgebung aufhält, desto ähnlicher wird man ihr. Man passt sich an. Irgendwann fällt es dann gar nicht mehr auf, dass es so ist. Das ist bei Fließbandarbeit genauso wie bei ständig gleichen Gedanken.

Was Sie gewohnt sind, das wird für Sie real!

Leben Sie in einem Dorf mit nur „schlanken" Menschen, wird das „Schlanke" für Sie normal sein, und jeder dicke Mensch fällt Ihnen sofort auf, ist exotisch und wird als fremd betrachtet. Umgekehrt ist es genauso. Leben Sie in einem Dorf voller „dicker" Menschen, werden Sie einen schlanken Menschen, der Ihr Dorf besucht, als ungewöhnlich betrachten und seine Körperform als nicht normal und unerreichbar ansehen.

Aber das ist nicht so, es ist nur in Ihrem gewohnten Lebensbereich so. Woanders kann es ganz anders oder genau umgekehrt sein. Nur weil Sie etwas noch nie gesehen oder erlebt haben, heißt das nicht, dass es nicht woanders vielleicht normal und selbstverständlich ist. Wenn es um Gesundheit und Krankheit geht, ist es genauso.

Was Sie gewöhnt sind, fällt Ihnen leichter, darin sind Sie gut und darin kennen Sie sich am besten aus. Wenn Sie allerdings immer das Gleiche sehen oder tun und das für Sie normal wird und Sie es nicht mehr bemerken, kann es Sie im Falle von schädlichen oder ungesunden Einflüssen auf Dauer krank machen.

Beobachten Sie freundliche, lustige Menschen. Selbst wenn diese Leute mal einen schlechten Tag haben, ihr Gesicht sieht immer noch nett aus. Leute, die immer nur schimpfen und schlechte Laune haben, haben auch das entsprechende Gesicht und die entsprechenden Falten darin, auch wenn sie mal ausnahmsweise lächeln. Also, lieber Lachfalten als Sorgenfalten.

Viele Gewohnheiten werden oft gar nicht mehr bemerkt, weil man sie wie das tägliche Zähneputzen, Rasieren, Autofahren automatisch macht, ohne nachzudenken. Das hat Vorteile und spart Energie. Hat man sich aber Ungesundes angewöhnt, so ist das wie ein kleines Leck im Tank. Man verliert ständig Treibstoff, also Energie, und bemerkt es nicht. Auf Dauer führt so etwas zu chronischen Krankheiten.

Im Krankenhaus wird man krank. Warum wohl haben die Krankenkassen ihre Bezeichnung in Gesundheitskasse geändert? Ihre Umgebung hat größeren Einfluss auf Sie als Sie vielleicht denken. Man sollte krankmachende und negative Institutionen und Personen so viel wie möglich meiden und sich möglichst nur in einem gesunden Umfeld aufhalten.

Alles ist mit allem verbunden, alles hängt zusammen, wie Außen so Innen, wir leben in einem holographischen Universum.

Übung: Schlechte Gewohnheiten

Finden Sie heraus, an was Sie sich gewöhnt haben und was Ihre Angewohnheiten sind!

Schreiben Sie hier alle Ihre Angewohnheiten und die Dinge, die Sie in Ihrer Umgebung gewöhnt sind, auf, die Sie für sich als schlecht oder krank machend definieren.

Autoabgase...
Kunstlicht...
Stöhnen ...
Kartoffelchips beim Fernsehen ...
Abends eine Flasche Bier ...
Schimpfen über andere Autofahrer ...
Drei Brötchen mit Leberwurst zum Frühstück ...
Nicht pünktlich sein ...
Aufstehen und Fernseher einschalten ...
Mit meinen Krankheiten angeben ...
Kaffee trinken ...
Rauchen ...
Den Aufzug nehmen ...
In der Kantine essen ...
Erst mal das Schlimmste denken, was passieren könnte ...
Erstmal meckern ...
Erstmal „nein" sagen
...

*Ich gewöhne mich daran,
dass alles bei mir prima klappt!*

Übung: Gute Angewohnheiten

Schreiben Sie hier alle Angewohnheiten von sich selbst oder Dinge, die Sie in Ihrer Umgebung gewöhnt sind, auf, die Sie für sich als sehr gut und förderlich eingestuft haben.

Täglicher Spaziergang ...
Freundlich grüßen ...
Vogelgezwitscher ...
Duschen ...
Treppen statt Aufzug nehmen ...
Im Garten arbeiten ...
Schwimmkurs ...
Täglichen Smoothie machen ...
Immer den ersten Schritt machen ...
...

Übung: Sich von schlechten Gewohnheiten trennen

Verfahren Sie hier genauso wie bei den bisherigen Übungen. Löschen und streichen Sie schlechte Angewohnheiten vom Blatt und damit aus sich selbst. Ändern Sie Ihre Gedanken und formulieren Ihre negativen Gewohnheiten in gute Taten um. Jedes Mal, wenn Ihnen in Zukunft eine unerwünschte Gewohnheit auffällt, ändern Sie diese sofort und denken um.

Viel Erfolg!

Warten auf Besserung

Das Warten ist auch eine Gewohnheitshandlung. Warten auf die Veränderung, warten aufs Abnehmen, warten auf Gesundheit, warten, warten, warten …
Wer wartet, hat schon verloren!

„Der Weg ist das Ziel", wie der 14. Dalai Lama gerne sagt. Das haben Sie ja jetzt schon oft gehört, und auch ich kann das gar nicht oft genug sagen. Übrigens wiederhole ich gerne wichtige Dinge, wie in der Werbung, damit sie auch richtig im Bewusstsein verankert werden. Eine Art von Gedankentraining ist wirklich das Wiederholen und Auswendiglernen. Wie in der Schule, irgendwann sitzt es.

Also, gehen Sie sofort los, fangen Sie an, tun Sie etwas, dann haben Sie schon gewonnen und Ihr Ziel erreicht.

Krankheit, Schmerzen, Übergewicht?
Der erste Gedanke, den man in einer solchen Situation hat, ist: „Wie lange dauert das, wann ist es vorbei?"

Wenn man im Krankenhaus liegt, wartet man auf den Tag, an dem man entlassen wird. Man wartet immer, bis man gesund ist oder die Lebensumstände sich verbessert haben.

Man wartet auf den Tag X!

Einige warten sogar nur noch auf das endgültige Ende und denken, es hätte sowieso keinen Zweck mehr. Viele Menschen finden sich schnell mit einer Situation oder auch einer Diagnose ab, weil das ja keine Anstrengung erfordert. Solchen Leuten kann ich sagen, wenn das wirklich das Ende sein sollte, dann wäre es schon da und sie würden dieses Buch nicht lesen. Sie halten dieses Buch nicht ohne Grund in den Händen und lesen diese Zeilen nicht zufällig. Also ist noch alles möglich. Nutzen Sie das, tun Sie etwas. Sie können immer etwas machen, um Ihre Situation zu verbessern. Alleine schon die Gedanken zu ändern und Hoffnung zu schöpfen ist ein Weg.

Was wünschen Sie sich jetzt?
Wofür lohnt es sich zu leben?
Denken Sie nach.

In einer Situation, in der Sie denken, es gehe nicht mehr weiter, das sei das Ende, haben Sie einen Vorteil: Es kann nur noch besser werden. Wenn Sie irgendwie denken, es könnte doch noch schlimmer kommen, sind Sie noch nicht in einer solch schlimmen Lage und es geht Ihnen doch noch ganz gut.

Logisch oder?

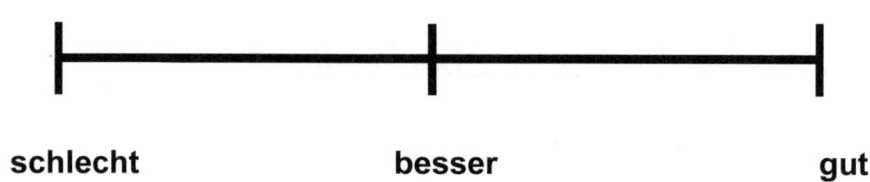

schlecht		besser		gut

Gehen Sie in die entsprechende Richtung, ein wirklich absolutes Ende gibt es auf keiner Seite.

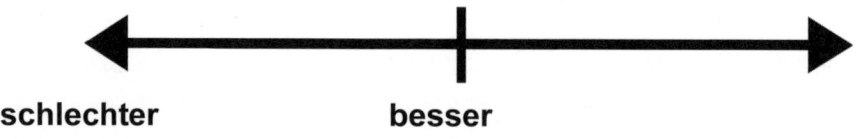

schlechter		besser

Bestimmen Sie Ihre Richtung. Schwerer oder leichter ist keine von beiden Seiten. Denken Sie daran: Sie müssen zufrieden sein, Ihnen muss es besser gehen. Gesundheit, Glück, Zufriedenheit, das sind Ihre Richtungen. Niemandem hilft es, Ihnen nicht und Ihrer Familie und Ihren Freunden auch nicht, wenn Sie in eine andere Richtung gehen. Das wissen Sie auch, also los …

Übung: Auf was warte ich alles?

Ich warte darauf, dass die Schmerzen verschwinden …
Ich warte auf den Lottogewinn …
Ich warte darauf, dass die Tablette wirkt …
Ich warte, dass man dies und jenes für mich tut …
Ich warte auf die Handwerker …
Ich warte auf den Arzt …
Ich warte bis es besser geht …
Ich warte …

Übung: Was kann ich selbst dafür tun?

Schreiben Sie jetzt auf, was Sie selbst zur Erfüllung dieser Warte-Wünsche tun können.

Ich kann meine Gedanken zu meinem Problem ändern …
Ich finde schlechte Gewohnheiten …
Ich kann meine Ernährung umstellen …
Ich kann mehr Sport machen …
Ich kann mir ein Handbuch besorgen und es selbst lösen …
Ich tue etwas für meine Gesundheit …
Ich schaffe jetzt Besserung mit den Mitteln, die mir zur Verfügung stehen …
Ich tue jetzt alles selbst …

Übung: Was kann ich sofort machen?

Überlegen Sie, was Sie jetzt sofort für Ihre Ziele tun können. Sie werden etwas finden!

Ich denke jetzt 1000-mal: „Mir geht es besser" ...
Ich mache jetzt 20 Kniebeugen ...
Ich hole mir etwas Wasser zu trinken ...
Ich werfe alle ungesunden Lebensmittel in meinem Haus jetzt sofort in den Müll ...
Ich schreibe jetzt einen netten Brief an die Person, die mich geärgert hat ...

Legen Sie nun das Buch zur Seite und fangen Sie an, diese Punkte zu erfüllen. Tun Sie, was Sie tun können. JETZT! So trainieren Sie auch Ihre Willensstärke.

Unerfüllte Wünsche, Pläne und Ziele belasten Ihr Energiesystem. Davon sollte man nicht allzu viele haben. Vor allem auch immer etwas dafür tun, damit kein schlechtes Gewissen aufkommt oder man unerfüllte Dinge mit sich herumschleppt. Diese Pläne stauen sich energetisch, wie das Wasser einer Schleuse. Sie werden sich bald wirklich im wahrsten Sinne des Wortes dahinschleppen. Sie sind durch zu viele Ziele und Pläne, für die nichts getan wird, blockiert. Wenn Menschen zu viel im Kopf haben und dies nicht erledigen können, wachen sie nachts auf und beschweren sich, dass sie nicht gut geschlafen haben. Es wäre für solche Leute besser, sie würden dann nachts, wenn sie wach werden, gleich aufstehen und etwas tun, anstatt sich zu beschweren und wieder tatenlos hinzulegen.

Nein, nicht weiterlesen, los geht es! Sofort!

Etwas tun

„Ja", werden Sie sagen, „ich kann jetzt etwas tun, aber was ist das schon, das nützt nicht viel, das ist zu wenig. Das ist wie ein Tropfen auf einen heißen Stein. Ich komme nicht vorwärts, ich sehe keinen Erfolg." Ja, aber dies kann gerade der Tropfen sein, der noch gefehlt hat, um das Wasser zum Fließen zu bringen. Für Sie, in Ihrer Lebenssituation tun sie jetzt ihr Maximum. Sie tun alles, was Sie zur Verbesserung beitragen können. Sie geben Ihr Bestes, und das ist auf jeden Fall genug. Da gibt es einen schönen Spruch: „Ein Halbliter-Krug fasst keinen Liter, und wenn er seinen halben Liter schafft, hat er seine Aufgabe erfüllt."

Allerdings sollte man manchmal den Kopf einschalten, bevor man etwas tut. Oft kann man mit einer guten Technik oder vorheriger Überlegung ein Problem viel schneller und besser lösen, als wenn man sofort planlos loslegt. Denken Sie nur einmal an die Karate- und Judo-Sportler – bei denen kann ein kleines Kind einen ganz großen Mann auf die Matte zwingen. Diese Regel kann man für alle Lebensbereiche anwenden. Also überlegen Sie, wenn Ihnen eine Situation zu schwierig oder unlösbar erscheint, auch diese können Sie meistern.

Vergleichen Sie nichts mit früher, dies waren andere Zeiten und andere Mittel. Jetzt sind Sie weiter voran in Ihrer Entwicklung und können viel mehr viel schneller erreichen als früher. Loben Sie sich für Ihr Tun.

Trägheit und Faulheit
werden euch unbarmherzig zu Boden ziehen.
Darum müsst ihr immer wachsam und aktiv sein.
Sathya Sai Baba

Eine kleine Geschichte

Zwei Nicht-Sportler, die in ihrem Leben noch nie gejoggt sind und absolut keine Ahnung davon haben, es noch nie gesehen haben, wollen auf einmal 10.000 Meter laufen.

Der eine wird sagen: „Das geht nicht, ich habe so etwas noch nie gemacht, das gibt es nicht, dass mein Körper so etwas kann. Ich bin eben so gebaut. Ich bin ein schwacher Mensch und eben kein Profi oder Könner. Wieso soll sich mein Körper überhaupt verändern?" Er sagt sich, er gehe lieber nur einen Schritt und mache dann eine Pause und spare sich die Kraft für die nächsten Schritte. Oder er hebt sich die restlichen Schritte für die Zukunft auf, weil er denkt, irgendwann keine Schritte mehr übrig zu haben, wenn er jetzt so viele verbraucht.

Der zweite Nicht-Sportler weiß, dass sich alles verändern kann, auch sein Körper. Dass sich täglich Millionen Zellen auf- und abbauen und sein Körper sich seinen Wünschen anpasst. Dass er so ist, weil er bis jetzt nicht joggen wollte oder es nicht gekannt hat. Wenn er jetzt auf einmal joggen will, weiß er, dass sich seine Muskeln und Zellen aufbauen werden und er durch mehr Training immer mehr Kraft bekommen wird. Dass es am Anfang Geduld und Ausdauer braucht und es nicht sofort perfekt wird, aber es mit kontinuierlichem Üben immer besser wird. Dass es durch mehr Schritte immer mehr Schritte werden. Je mehr er läuft, desto besser kann er in Zukunft laufen. Er weiß, dass auch Spitzensportler mal klein angefangen haben. Er wird anfangen, vorsichtig loszulaufen, und er wird wissen, dass es immer besser geht und sein Körper sich verändert und anpasst. Irgendwann ist er dann auch ein Sportler, und andere blicken zu ihm auf und denken vielleicht: „So wie er ist, so werde ich nie sein."

Wenn jemand nur das Fahrrad als Fortbewegungsmittel kennt, wird er vielleicht denken, dass er schon mit Höchstgeschwindigkeit fährt und mehr nicht geht. Dann bekommt er das Auto gezeigt und erreicht viel schneller und bequemer sein Ziel, falls er damit umzugehen lernt.

Jeder Gedanke, jeder Schritt, jede Übung in die richtige Richtung bringt Sie vorwärts, auch wenn Sie am Anfang einen für Sie riesigen und scheinbar unüberwindlichen Berg vor sich haben.

Wenn Sie Ihre Ziele fest vor Augen haben, werden sich Ihre Handlungen und Gedanken entsprechend ausrichten.

*Achte auf deine Gedanken,
denn sie werden deine Worte,
achte auf deine Worte,
denn sie werden deine Handlungen,
achte auf deine Handlungen,
denn sie werden dein Charakter,
achte auf deinen Charakter,
denn er wird dein Schicksal.*
Heilerschule Hübner
aus dem Talmud

Tag X

Wieder zurück zum Tag X und zu den Fragen: „Wann komme ich aus der Situation heraus? Wann habe ich es geschafft?"

Bei diesem vielen Warten vergisst man oft, dass man jetzt lebt und sich jetzt um sein Leben kümmern muss, egal, was morgen passiert. Das ständige Warten auf irgendeinen Tag X wird zur Gewohnheit. Wenn Sie jeden Tag denken, bald ist es so weit, morgen ist es so weit, dann werden Sie, wenn es endlich so weit ist, wenn der Tag X eigentlich da ist, immer noch denken, erst am nächsten Tag wäre es so weit – und der Tag X wird nie für Sie kommen.

Natürlich sollten Sie sich Ihren Tag X ganz genau vorstellen und planen, diesen gibt es nämlich wirklich, und er kommt schneller, als Sie denken, vielleicht ist er sogar schon da, und Sie haben es nur nicht bemerkt.

Je genauer Ihre Vorstellung von Ihrem Tag X und Ihren Wünschen ist, je schneller und besser können Ihre Wünsche in Ihr Leben eintreten. Ihre Gedanken bestimmen Ihre Welt. Mit Ihren Vorstellungen und Wünschen ziehen Sie das im Leben an, was Sie brauchen, oder besser gesagt, Sie bemerken und erfahren das, was Sie denken und glauben.

Wenn Sie in ein Lokal gehen und dem Kellner nicht sagen, was Sie zu essen haben möchten, wird er Ihnen auch nichts bringen. Wenn Sie sagen, dass Sie etwas zu essen haben möchten, dann werden Sie auch etwas zu essen bekommen, allerdings vielleicht etwas, was Ihnen gar nicht schmeckt. Also: Je präziser Ihre Bestellung ist, je besser und genauer wird das eintreffen, was Sie sich gewünscht haben. Auch hierbei gilt es allerdings zu beachten, dass Sie Ihr Lokal nicht überfordern. Wenn Sie bei einem Chinesen eine Pizza bestellen, werden Sie vielleicht sogar eine bekommen, aber ob das dann wirklich eine richtige Pizza ist? Gut, Sie können sagen, Geld spielt keine Rolle und lassen sich eine Pizza aus Italien einfliegen, aber der Aufwand und die Anstrengung sind sehr groß. Bis die Pizza da ist, müssen Sie vielleicht zwei Tage warten, und sie ist dann nur noch aufgewärmt. Brauchen Sie dann überhaupt noch eine Pizza, oder kommt sie vielleicht zu spät? Bei zu hohen Anforderungen an sich oder auch an Ihre Umwelt können Sie sich und andere überfordern und genau das Gegenteil erreichen.

Es gibt immer etwas, was Sie zu Ihrem Ziel bringt. Wenn gerade kein Zug fährt, schauen Sie sich nach dem Bus um oder nehmen die Straßenbahn. Es gibt immer neue Möglichkeiten. Es gibt auch immer etwas Besseres, Leichteres oder Einfacheres. Schauen Sie sich um.

Ihr Körper tut, was Sie wollen. Er arbeitet 24 Stunden für Sie, helfen Sie ihm, sagen Sie ihm, was er tun soll, unterstützen Sie ihn (sich), indem Sie ihm das geben, was er braucht. Ihr Körper kann mehr, als Sie vielleicht denken. Alle sieben Jahre wird er von seinen Körperzellen her komplett erneuert. Einige Zellen leben nur Minuten und sind dann schon ersetzt. Sie bestimmen, was als Nächstes produziert wird.

Konzentrieren Sie sich auf das, was Sie haben möchten, nicht auf das, was Sie nicht möchten. Wenn Sie sich nur mit schwarzen Spinnen an der Decke beschäftigen, werden Sie auch immer nur noch schwarze Spinnen sehen. Sie werden Experte für schwarze Spinnen. Dabei werden Sie dann immer mehr die Schmetterlinge an der Wand übersehen. Sie haben gar keine Zeit mehr für Schmetterlinge, kein Interesse mehr für sie, und irgendwann denken Sie vielleicht, dass Schmetterlinge ausgestorben sind. Sehen Sie zu viele schlechte Nachrichten im Fernsehen, gewöhnen Sie sich daran, dass die Welt schlecht ist. Ein noch besseres Beispiel ist die Werbung. Je mehr ein Produkt bekannt ist, desto beliebter ist es und wird von allen Leuten gekauft. Dabei ist die Qualität nicht so wichtig, Hauptsache, man hat es.

Wenn Sie jetzt in Ihrer Umwelt keine Lösung für Ihre Probleme oder Situationen finden, suchen Sie weiter. Finden Sie die Leute, die so etwas geschafft haben, die Dinge, die Ihnen helfen können, denn die gibt es auf jeden Fall. Je mehr Sie sich mit Gesundheit und Besserung beschäftigen, desto mehr treten diese Bereiche in Ihr Leben. Wenn Sie jemanden nach der Uhrzeit fragen, sagt er Ihnen ja auch nicht, wo er wohnt.

Leben ist Bewegung, Veränderung. Zum Leben brauchen Sie Ziele, zu denen Sie sich hinbewegen können, die Ihnen Kraft und Hoffnung geben. Je unterschiedlicher und besser verteilt Ihre Lebensziele sind, umso besser. Wenn Sie sich nur an eine Sache klammern, verausgaben Sie sich schnell, und wenn das Ziel erreicht ist oder es hoffnungslos erscheint, haben Sie nichts mehr übrig, Sie sind ziellos, lebensmüde und fragen sich, für was denn das alles noch sein soll.

Stellen Sie sich Ihre Wünsche ganz genau vor, aber klammern Sie sich nicht daran, seien Sie offen für andere Dinge. Schreiben Sie zum Beispiel Ihren Tag X auf, wie er aussehen soll. Was wünschen Sie sich? Versuchen Sie dabei, so global wie möglich zu beschreiben. Wenn Sie denken: „Ich bekomme sehr viel Geld und Unterstützung von überall her", werden Sie mehr Erfolg damit haben, als wenn Sie denken: „Ich möchte morgen im Lotto gewinnen." Genauso ist es mit der Gesundheit. Wenn Sie sagen: „Genau dieser Pickel muss unbedingt weg", wird das zwar auch gehen, aber viel mehr Mühe bereiten, als wenn Sie denken: „Meine Haut wird immer glatter und reiner, immer gesünder, Regeneration und Entgiftung meiner Haut schreiten immer weiter voran, mein ganzer Körper wird immer stärker und gesünder."

Fragen Sie genau nach, wenn Sie etwas als Ziel, als richtig für sich definieren. Warum wollen Sie es überhaupt so? Zählen Sie auf. Überprüfen Sie Ihre tieferen Gründe und Motivationen.

Welche Ziele können Sie sofort umsetzen? Was tun Sie bei anderen Zielen, bis es so weit ist, was tun Sie danach?

Beschreiben Sie den Weg und wie es weitergehen soll. Planen Sie so, dass es für Sie gut und stimmig ist und dass Sie es auch wirklich erreichen können. Überlegen Sie, was Sie noch tun können. Viele Wege führen nach Rom, suchen Sie sich auch mehrere aus.

*Erfolg hat nur,
wer etwas tut,
während er auf den Erfolg
wartet.*
Thomas Alva Edison

Übung: Meine Wünsche

Schreiben Sie hier Ihre aktuellen Wünsche und Lebensziele für sich auf:

Gesund sein ...
Schlank sein ...
Vital sein ...
Glücklich sein ...
Eine glückliche und gesunde Familie ...
Erfolg im Beruf ...
Harmonisches Leben ...
Langes Leben ...
Frieden in der Welt ...
Mitgefühl und Liebe für alle Wesen empfinden ...

*Wünsch Dir viel,
dann bekommst Du alles!*
Anne Hübner

Das Medium Anne erzählt, die geistige Welt sagte einmal zu ihr: Der Mensch lebt seinen freien Willen und der ist unantastbar. Leider sind die Menschen viel zu bescheiden und trauen sich nicht, sich etwas zu wünschen. Das ist schade, denn so lange sie so denken, können wir Ihnen auch keine Wünsche erfüllen.
Also sofort mit dem Wünschen beginnen.

Die Wünsche sollten aus reinem Herzen formuliert sein. Das EGO (Ich will haben) darf sich nicht einmischen. Sie sollten eher dem Allgemeinwohl dienen, als Hilfsaktion zu verstehen sein.
Dann gehen sie schneller in Erfüllung als man glaubt!

Wortwahl

Etwas schwieriger ist die Formulierung der Ziele und Wünsche. Wenn Sie in China mit einem Chinesen sprechen, müssen Sie auch seine Sprache benutzen, sonst wird die Verständigung schwierig. Lernen Sie daher die Sprache Ihres Körpers. Achten Sie auf Ihre Gefühle und spüren Sie, was Ihr Körper Ihnen mitteilen will. Genauso wie Ihr Körper mit Ihnen spricht, so können Sie – mit etwas Übung – mit Ihrem Körper reden. Sie tun es bereits. Wie sagt Ihnen Ihre Blase, dass sie sich entleeren möchte, und was tun Sie dann, wenn Sie so weit sind? Welche Befehle geben Sie an Ihren Körper?

Diese Steuerung und Körperbeherrschung können Sie durch Training noch verbessern und auf andere Körperfunktionen ausweiten. Sie tun alles sowieso schon mehr oder weniger bewusst. Allerdings versteht Ihr Körper Ihre Sprache sehr gut und sehr direkt. Alles, was Sie über sich sagen oder denken, unterstützt Ihr Körper sofort, und er wird sich augenblicklich entsprechend verändern. Wie weit er das kann, das hängt noch von anderen Faktoren ab.

Wenn Sie zu sich sagen, Sie seien ein Millionär oder ein Model, obwohl Sie es aus Ihrer Sicht in dem Moment gar nicht sind, dann werden Sie eine spürbare Gegenwehr von sich selbst erfahren. Sie werden innerlich denken, dass es gelogen ist und nicht stimmt, und große Zweifel haben. Sie sind dann mit sich selbst im Zwiespalt. Wenn Sie immer nur nach Norden gegangen sind und sich plötzlich um 180 Grad umdrehen, werden Sie den Widerstand der Trägheit spüren. Bei einem plötzlichen Bremsmanöver im Auto oder im Flugzeug, wenn es startet, spüren Sie diese Fliehkraft. Bei Denkmustern ist es ähnlich, hier nennt man es die Gewohnheit. Ihre Gewohnheit oder Ihre anderen Gedanken und Handlungen in der Vergangenheit, die Sie jetzt ändern möchten, müssen Sie quasi austricksen. Zuerst müssen Sie immer ehrlich mit sich sein, da Ihr Körper auf alles sofort reagiert. Jeder Gedanke, jede Kleinigkeit wirkt sich aus. Worte und Gedanken dahinter wirken sich ebenfalls als Energie aus. Sagen Sie aber „Grün", kommt auch „Grün". Ihr Körper wird jedoch nicht unbedingt verstehen, wenn Sie „Grün" sagen, aber „Rot" meinen. Ihr Körper versteht Sie sehr direkt, Ihre wirklichen Gedanken und Meinungen setzt er sofort um. Es ist ähnlich wie bei kleinen Kindern. Kleine Kinder weinen sofort, wenn man sie etwas neckt oder aus Spaß ärgert, weil sie noch nicht dahinterblicken, dass es nicht so ernst gemeint ist und nur ein Spaß war. Sie sind sehr direkt und können die wahren Absichten und Gedanken nicht hinter diesen „falschen" Worten heraushören. Je klarer und eindeutiger alles ist, je besser.

Dann spielt noch der Zeitraum bei der Wortwahl eine Rolle. Wenn Sie ständig denken: „Bald, in Zukunft, später, da werde ich schlank sein, dann wird es mir gut gehen", wird es nie passieren. Ihr Wunsch liegt in der Zukunft. Kurz oder lang, bald, später. Wann fangen diese Begriffe an. Ihre Ziele werden mit solchen Formulierungen immer in der Zukunft und somit in der Ferne bleiben. Vermeiden Sie solche Begriffe.

Auch müssen Sie mit jeder Körperzelle überzeugt davon sein, um den Gedanken die Kraft zu geben. Wenn ich Sie frage, ob Sie Ihre Traumfigur haben, und Sie antworten mit Ja, dann spüren Sie, wenn Sie nicht wirklich dieser Meinung sind, eine kleine Lüge oder Unsicherheit. Wenn ich Sie nach Ihrem Namen frage, dann werden Sie ihn sofort mit voller Sicherheit aufsagen können. Wenn Sie positive Worte, Sätze, Gebete oder Wünsche für sich formulieren, achten Sie darauf, dass es für Sie so glaubwürdig und stimmig wie nur möglich ist. Versuchen Sie dieses Gefühl von Wirklichkeit und Sicherheit ständig zu verstärken.

Weil es von entscheidender Bedeutung ist, fasse ich es noch einmal zusammen: Ihre Gedanken oder Aussagen über sich müssen

müssen so sicher und glaubwürdig für Sie sein wie nur irgend möglich, sie müssen ehrlich und direkt Ihren neuen Wünschen und Zielen entsprechen und so weit wie möglich im Hier und Jetzt aktuell sein.

Versuchen Sie diese Faktoren bei der Formulierung Ihrer neuen Gedanken so weit wie möglich zu berücksichtigen. Formulieren Sie am Anfang Ihre Wünsche eher global und so breit gestreut wie möglich. Dadurch kommen Sie etwas langsamer zum Ziel, aber sicherer. Oft ist das gewünschte Ziel gar nicht das wirklich notwendige zum übergeordneten Lebensziel und durch eine breite Formulierung kann man weniger falsch machen und kommt dann schneller zum Ziel.

Das klingt vielleicht komplizierter, als es ist. Ich will es mal anders erklären: Es gab einmal eine schwer kranke Frau, die ich behandelt habe. Im Gegensatz zu ihrer Familie glaubte sie nicht an Geistheilung. Ihre Kinder und Schwestern, die ebenfalls zur Behandlung kamen, hatten sie einfach mitgenommen. Diese ältere Dame glaubte schon lange nicht mehr an ihre Heilung und hatte sich mit ihrem Zustand abgefunden. Nach der Behandlung fragte ich sie, wie es ihr geht. „Mir hat vorher mein Zeh wehgetan, und jetzt tut er noch immer weh", klagte sie. „Es hat mir nicht geholfen, die Behandlung hat mir nichts gebracht." Darauf fragte ich sie, was denn der restliche Körper mache. Wie es dem steifen Arm gehe, dem üblen Magen, dem kaputten Knie und ob es im Rücken noch wehtue. Sie schaute mich ganz entgeistert an und begann sich zu bewegen und auszuprobieren. „Ja, das gibt es ja gar nicht", freute sie sich. „Ich kann mein Knie wieder durchstrecken, den Arm wieder hochheben und im Rücken und im Bauch merke ich auch nichts mehr." Sie konnte es kaum glauben und sprang noch einige Zeit vor Freude herum. Sie hatte sich nur auf ihren Zeh konzentriert, der durch das kaputte Knie und das andauernde Hinken fehlbelastet wurde, und war enttäuscht. Sie setzte ihre Ziele zu konkret. Allerdings hatte ich mich bei der Behandlung nicht auf den schmerzenden Zeh konzentriert, sondern auf den ganzen Menschen und damit viel mehr erreicht. Denn nun, nachdem sie nicht mehr hinkte und sich nicht mehr vor Rückenschmerzen krümmte und ihren Fuß richtig abrollte, hörte auch der Zeh zu schmerzen auf.

Beispiele zur gesunden Formulierung:

- *Mir geht es immer besser ...*
- *Von überall her bekomme ich Geschenke ...*
- *Mein Einkommen steigt ständig ...*
- *Mein Körper verändert sich immer nach meinen Wünschen ...*

Vermeiden Sie dabei Wörter wie „nicht" oder „kein", sogenannte Negierungen. Wenn Sie „Ich bin nicht dick" sagen, dann bleibt das Wort „dick" in den Gedanken erhalten und wird durch weiteres Denken an das Wort sogar noch verstärkt. Worte und Wörter sind Symbole mit bestimmten Gedanken und Bildern dahinter. Wenn Sie ein anderes Wort dazu sagen, wird es die oberflächliche Symbolik vielleicht verändern, aber das Grundwort bleibt mit seiner Bedeutung und Energieschwingung gleich. Wenn Sie sagen, dass Sie keine Schmerzen haben, ist „Schmerz" immer noch Teil Ihres Satzes, und Sie erinnern sich jedes Mal an den Schmerz und verstärken ihn auf diese Weise. Außerdem werden bei längerem Denken oder Reden Teile des Satzes und deren Bedeutung verschluckt, das Ganze wird monoton, und im Gedächtnis bleibt nur noch das Hauptwort „Schmerz" oder im anderen Fall „dick" zurück.

Ihre Lebensziele und Wünsche für die Zukunft haben Sie schon benannt. Jetzt müssen Sie diese nur noch mehr in ihr „Jetzt" bringen und richtig formulieren. Fangen Sie mit Ihren Gedanken über sich selbst an.

Zusammenfassung einiger geistiger Gesetze zur Wunscherfüllung:

Alles, was der Mensch aussendet, kommt irgendwann zu ihm zurück. Dies betrifft natürlich auch Wünsche. Seien Sie sich dessen bewusst. Daraus wird Glaube, Hoffnung und Vertrauen geschaffen, dass sich Ihr Wunsch erfüllt. Man kann auch Gottvertrauen dazu sagen.

 Achten Sie darauf, dass der Wunsch ganzheitlich für alle Beteiligten **gut** ist. Denn nur dann ist sichergestellt, dass nur Gutes zurück kommen kann.

Formulieren Sie Ihren Wunsch in der Gegenwartsform, so als hätten Sie es bereits erhalten oder das Ziel bereits erreicht. Der Wunsch sollte mit „Ich bin" beginnen.

> Also nicht, ich möchte gesund werden, sondern,
> ich bin gesund.

Der Wunsch muss positiv formuliert sein, da Negierungen von der höchsten Ebene nicht wahrgenommen werden können, denn diese göttliche Schöpferebene sagt einfach immer nur **JA** zu Allem.

Gott zu sein, bedeutet alles zu bejahen, bedingungslos und ohne zu werten.

Also nicht sagen, was man nicht will, sondern sagen was man will.

> **Falsch:** Ich habe keine Angst mehr. **Richtig:** Ich bin mutig.

 Es sollten keine Limitierungen und Begrenzungen in der Formulierung enthalten sein, da diese meist einem

Mangelbewusstsein entstammen.

> Also verzichten Sie auf Worte wie: nur, weniger müssen, höchstens, wenigstens, … und lassen Sie „und" weg.

 Oft versucht man 2 verschieden Wünsche in einen zu pressen. Da ist es besser zwei getrennte Wünsche zu formulieren.

> Eine knappe und präzise Formulierung des Wunsches ist wirksamer.

 Bringen Sie eine Gefühlskomponente in Ihre Formulierung mit ein. Zum Beispiel: Ich „freue" mich über meine Gesundheit!

> **Gedankenkräfte mit Gefühlskräften verbinden!**

 Keine Manipulation von Anderen, wie zum Bespiel: Ich möchte, dass meine Kinder liebevoller zu mir sind, dass mein Chef freundlicher ist. Besser ist es zu sagen, ich bin geliebt. Die Energie zur Manifestierung muss durch Sie selbst kommen, weil Sie der Schöpfer dieses Wunsches sind.

> Den Wunsch nicht auf andere beziehen, sondern immer auf oder im Zusammenhang mit sich selbst.

 Fügen Sie die Worte „oder etwas Besseres" hinzu, falls Ihre Formulierung vielleicht unzureichend oder eingeschränkt ist. Auch wäre schade, wenn durch ihre Wunschformulierung etwas Besseres blockiert würde.

> **Dem Wunsch immer offen lassen, oder besser anfügen!**

Visualisieren Sie Ihre neue Realität, stellen Sie sich vor wie Ihr Wunsch bereits erfüllt ist. Ziehen Sie Ihre Traumwelt in Ihr Leben.

> Den Wunsch in der eigenen **Realität** vorstellen,
> als wäre er schon erfüllt.

 Es gibt auch Lehrmeinungen, die sagen, man soll überhaupt keine Wünsche mehr haben und das Endziel des irdischen Daseins ist es wunschfrei zu sein.

Dem stimme ich zu. Beides ist richtig. Wir müssen immer zwischen egoistischen, persönlichen und göttlichen Wünschen unterscheiden.

> Am Schluss wird man nur noch Interesse daran haben die
> Wünsche zum **„Wohle Aller"** zu erfüllen.

Man braucht die Wünsche nicht mehr wie: Ich will einen Ferrari haben, ich will Geld haben. Sondern diese Lebensziele ändern sich mit der Zeit in: ich wünsche das es allen Lebewesen gut geht. Irgendwann weiß man, dass keine Wünsche mehr nötig sind.

 Es gibt auch die Situation wo der Wunsch schon erfüllt ist, bevor man ihn ausspricht. Das erkläre ich in meinem Buch der 8. Sinn.

Unsere Wünsche sind Vorgefühle der Fähigkeiten,
die in uns liegen, Vorboten desjenigen,
was wir zu leisten imstande sein werden.
Johann Wolfgang von Goethe

Gesundheit

Haben Sie sich eigentlich schon mal Gedanken gemacht, was für Sie Gesundheit oder auch ein gesundes Aussehen überhaupt bedeutet? Wenn ich Sie danach frage, wie Ihre Krankheiten aussehen, dann werden Sie mir jede Einzelheit ganz genau beschreiben. Aber wie ist es mit „Gesundheiten", wie genau können Sie mir Ihre „Gesundheiten" beschreiben?

Viele Menschen hören so viel über Krankheiten, dass sie irgendwann gar nicht mehr wissen, was eigentlich Gesundheit bedeutet. Oder sie glauben gar nicht mehr, dass es Gesundheit überhaupt noch gibt. Es ist in unserer Gesellschaft längst zur Gewohnheit geworden, nur über Krankheiten, Unfälle, Morde, Attentate und dergleichen Negatives zu berichten. Ständig liest, hört und sieht man alles darüber. Über das Gegenteil, Gesundheit, Gelingen, Erfolg und Hilfe und ähnlich Positives, hört man nur wenig. Wie sollen unsere Kinder denn eine Auswahl haben, wenn sie fast nur noch die eine Seite der Medaille kennenlernen.

Wenn Sie nicht wissen, was Gesundheit und Leben für Sie bedeutet, wie können Sie da gesund werden?

Laut Weltgesundheitsorganisation ist Gesundheit ein völliges seelisches, geistiges und körperliches Wohlbefinden. Seine Gesundheit bestimmt jeder selbst. Sind Sie krank, wenn Sie einen Schnupfen haben oder wenn Sie nur 100 Kniebeugen schaffen? Nur Sie können das sagen. Sie entscheiden es!

*In der geistigen Ruhe
liegt die Kraft.*

Übung: Was denke ich Gesundes über mich?

Schreiben Sie so schnell und so viel wie möglich an Gesundem über sich auf:

Ich bin stark ...
Ich habe Selbstheilungskräfte ...
Ich kann alles schaffen ...
Ich regeneriere schnell ...
Ich heile im Schlaf ...
Ich habe ein gutes Immunsystem
...

Unterstützen und vermehren Sie Ihre „gesunden" Punkte täglich.

Übung: Was denke ich Krankes über mich?

Notieren Sie bitte alles, was Sie Krankes über sich denken:

Ich bin dick ...
Ich bin krank ...
Ich bin faul ...
Ich habe Pech ...
Ich habe das schon immer ...
Ich bin schon immer schwach ...
...

Die richtigen Worte bringen den Unterschied!

Übung: Negative Zustände verändern

Schauen Sie Ihre bisherigen Gedanken und Aussagen über sich an die Ihnen nicht gefallen, die Sie ändern möchten. Machen Sie sich klar, dass diese der Vergangenheit angehören und ab jetzt keine Berechtigung mehr haben. Sagen Sie, ich **war** …

Ich war dick …
Ich war krank …
Ich war faul …
Ich hatte mal Pech …
Auch Gene verändern sich, ich hatte das …
…

Ersetzen Sie jetzt Ihre Aussagen über sich, die Sie verändern möchten, durch Sätze mit einer für Sie positiv besetzten Formulierung:

Meine Körperform verändert sich immer mehr nach meinen Wünschen.
Täglich sehe ich besser aus.
Meine Kraft und Vitalität nehmen ständig zu.
Motivation und Aufmerksamkeit für meine Gesundheit werden besser.
Ich werde immer gesünder.
Es fällt mir immer leichter, das Richtige für mich zu tun.
Ich bin aktiv.
…

Unterstützen Sie also nicht länger krank machende Gedanken. Statt „Mein Fuß ist krank" können Sie denken: „Meinem Fuß geht es schon viel besser, mein Fuß regeneriert sich im Augenblick, die Heilung schreitet voran."

Wenn in einem Kreislauf ein Teil der Kette schwach ist und Sie konzentrieren sich nur darauf, dieses Teil zu unterstützen, werden die anderen Teile der Kette vernachlässigt und der Nachschub bricht zusammen. Wie bei einem Leistungssportler, der zu einseitig trainiert. Irgendwann brechen die vernachlässigten Teile zusammen. Das Gleichgewicht ist wichtig. Selbst wenn der Sportler eine Verletzung hat, wird er nicht nur dieses Teil trainieren, sondern auch die anderen Körperteile mit, so gut es eben geht, denn er will ja möglichst bald wieder in Topform sein. Was nützt es, wenn Sie nur Ihren kranken Fuß trainieren und den Rest des Körpers vergessen? Also tun Sie nicht nur etwas gegen die Probleme, sondern auch noch etwas für andere Dinge. Allerdings ist die gesamte Kette nur so stark, wie ihr schwächstes Glied, auf das Sie jetzt Rücksicht nehmen sollten.

Nun folgen ähnliche Übungen zum Training. Ich gehe davon aus, dass Sie dieses Buch nicht an einem Tag lesen und somit auch nicht alle Übungen auf einmal durchführen. Gut wäre es, wenn Sie sich regelmäßig Zeit nehmen und ein bis zwei Übungen am Tag durchführen. Die Regelmäßigkeit baut eine Energiewelle auf, die Sie genauso wie eine Gewohnheit auch dann weiterträgt, wenn Sie mal keine Zeit haben oder nicht können. Es ist wie beim Körpertraining: Je öfter Sie üben und je mehr, desto stärker und besser werden Sie.

Übung: Was denken Sie über sich?

Nehmen Sie sich etwas zum Schreiben und eine Stoppuhr.

Schreiben Sie nun in drei Minuten alles auf, was Ihnen über sich und Ihre Gesundheit einfällt. Treffen Sie Aussagen über Ihren Körper, Ihr Aussehen und Ihre Fähigkeiten. So viel und so schnell wie möglich. Je mehr, desto besser.

Los geht es!

Anschließend gehen Sie die einzelnen Punkte durch. Zählen Sie, wie viele Aussagen Ihnen eingefallen sind. Kreuzen Sie die Punkte an, die Ihnen gefallen haben.

Wiederholen Sie diese Übung ab und zu einmal und beobachten das Verhältnis von „in Ordnung" und „noch nicht in Ordnung". Ihre Aussagen sollten ständig mehr den eigenen Wünschen entsprechen. Irgendwann sollten gar keine Punkte mehr von „nicht in Ordnung" auf Ihrer Liste stehen. Die Zahl Ihrer in drei Minuten über sich getroffenen Aussagen sollte ständig steigen. Die Anzahl zeigt, wie sicher Sie sich Ihrer Meinung sind. Wenn Sie lange überlegen müssen, stimmt es meistens nicht.

Die Punkte „noch nicht in Ordnung" sind Gedanken, die Sie ändern müssen, um Ihre Ziele und Wünsche zu erreichen.

Unter Zeitdruck kommt die Wahrheit heraus. Bei unseren Seminaren gibt es einen Spezialtrainingstag in der Abschlussklasse für Begradigungsheiler, die in jeder Lebenslage auf ihre Energiezustände achten müssen. Das Wort „OK" hat im Vergleich zu „gut" oder „in Ordnung" wenig Energie. War die Heilarbeit OK oder GUT? Ein großer Unterschied. Dazu gibt es einen Spruch: Bevor OK ins Land kam war alles GUT. Unter normalen Umständen schaffen es die Schüler auf sich zu achten und OK nicht auszusprechen. Aber im Inneren steckt es noch fest und schwingt mit. Um ungesunde Worte endgültig ins Bewusstsein zu holen gibt es etwas Unterrichtsstreß, ähnlich wie bei der ersten Fahrstunde. Schon hagelt es wieder OK und schlimmeres bei der Heilarbeit.

Ein Zeichen, dass die Schüler noch nicht 100% diese Bewußtseinsebene verlassen haben. Für jedes OK wird 1 Euro in ein Sparschwein geworfen und am Ende des Seminars wird das Geld nach Indien gespendet. Eine gute Übung für die Schüler, die danach ungesunde Worte viel leichter aufgeben können. Probieren Sie es doch auch mal.

Übung: Gedanken korrigieren

Fangen Sie mit der Drei-Minuten-Liste und den unerwünschten Aussagen an.

Später ersetzen Sie so einen unerwünschten Gedanken, der Ihnen in den Sinn kommen will, sofort mit einer neuen, besseren Formulierung. Anfangs wird das vielleicht etwas aufwendig und mühsam, aber wenn Ihr Programm einmal läuft, geht es bald von alleine und Sie merken es nicht einmal mehr. Es wird Ihnen nur auffallen, dass Sie so denken, wie Sie wollen.

Zunächst, weil der neue Gedanke noch nicht so tief in Ihnen verankert ist, ersetzen Sie den unerwünschten Gedanken dreimal durch den neuen. Das heißt, für einen „schlechten" Gedanken denken oder sagen Sie drei „gute". Am Anfang ruhig vor sich her sagen, später dann einfach denken, und noch eine Weile später ist es dann einfach so. Wichtig sind das Gefühl und der Ernst hinter diesen Worten. Wenn Sie einen Satz nur so daherreden und nicht ernsthaft und so echt wie möglich meinen, nützt er Ihnen gar nichts, im Gegenteil, er macht Ihre Absicht lächerlich und wird Sie in die Gegenrichtung des eigenen Wunsches bringen.

Erinnern Sie sich in Zukunft immer an diese Übung und machen Sie sie so oft es geht, also am besten immer. Nehmen Sie kleine Zettel, Plakate, Kärtchen, auf die Sie Ihre Sprüche aufschreiben können, als Gedächtnisstütze zu Hilfe.

- Mein Körper verändert sich nach meinen Wünschen.

- Mein Stoffwechsel wird aktiver, verbrennt immer mehr Fett, und ich nehme immer besser ab.

- Es gibt so viele, die das Abnehmen geschafft haben!

- Ich glaube, alles ist möglich.

- Viele haben es geschafft, ich gehöre dazu!

- Ich liebe mich so wie ich bin. Stück für Stück komme ich meinem Ziel näher.

- Ich bin stark, ich bin der Sieger. Mir geht es immer besser.

Glaubenssätze, Mantras, Gebete und Selbsthypnose

In Zukunft also, wenn Sie einen Gedanken bemerken, den Sie nicht haben wollen, ersetzen Sie diesen sofort und lassen auf Dauer solche Gedanken gar nicht mehr aufkommen. Ihr Ziel ist es, dass Sie nur das denken, was Sie auch wirklich möchten.

Wenn Sie überhaupt nicht vorankommen und bestimmte Gedanken Ihnen einfach nicht aus dem Sinn gehen oder in Ihren Kopf hineinwollen, dann machen Sie es wie die Mönche in Tibet oder Indien und wiederholen einfach Ihre Wunschgedanken so oft wie möglich. Damit blockieren Sie Ihren Kopf für unerwünschte Gedanken, und der Wunschgedanke wird immer deutlicher, sicherer, stabiler, bis Sie ihn irgendwann im Schlaf können.

Nutzen Sie jetzt die Strategien der Medien, Werbefirmen und der Suggestion in Bezug auf die Häufigkeit. Je öfter Sie etwas hören oder sehen, desto natürlicher wird es für Sie, und Sie gewöhnen sich daran. Ihr Körper verändert sich entsprechend. In Tibet bekommen kranke Menschen von ihren Mönchen zur Heilung Gebete, die sie zehntausendmal oder mehr aufsagen müssen. Diese Gebete sprechen dann die ganzen Familien, tagelang – und mit Erfolg. Die Heilung stellt sich ein. Louise L. Hay aus den USA ist eine große Vorreiterin dafür in unserer Zeit. Mittlerweile hört man immer mehr über diese Heilungsformen, und sie halten auch in der westlichen Medizin erfolgreich Einzug.

Sagen Sie Ihre Wunschsätze und Formulierungen ständig auf. Dabei spielt es keine Rolle, ob Sie diese denken oder sprechen. Am besten denken. Am Anfang sind, wie schon erwähnt, auch Zettel, Plakate, Kärtchen sehr hilfreich als Erinnerung. Buddhistische Mönche haben dafür Gebetstrommeln, die sie ständig drehen. Sagen Sie Ihre Sätze oder Sprüche ständig auf. So lange, bis Sie es nicht mehr sagen oder vor sich her denken müssen, sondern es einfach fühlen oder wissen, einfach überzeugt davon sind, dass es so ist. Fangen Sie leicht an und steigern Sie dann den Schwierigkeitsgrad der Formulierung.

Hier eine Beispielübung wieder zum Abnehmen. Sie können natürlich jedes andere Problem dafür einsetzen und entsprechend umformulieren.

Noch ein nützlicher Tipp: Wie bei einer Hypnose gilt, je tiefer Sie entspannt sind und je ernster Sie Ihren Spruch meinen, desto schneller und besser wirkt er.

> *Wir sollten Dinge,*
> *die wir vor der Welt zu verbergen wünschen,*
> *nicht einmal denken.*
> *Mahatma Gandhi*

Zitat aus der Werbepsychologie:

Die einfachste, aber häufig auch teuerste Möglichkeit, ein Produkt oder eine Information im Bewusstsein des Käufers zu verankern, ist die Wiederholung. Das gilt für die Produktpräsentation in Shops genauso wie in den Nachrichten. Wer ein Produkt sehr häufig zu Gesicht bekommt oder davon hört, gewöhnt sich daran und zieht es erwiesenermaßen leichter in Betracht. Es gehört dann zu seinem Umfeld, egal ob er es braucht oder nicht, ob es wahr ist oder nicht, mit der Zeit wird es zu seiner Realität.

Online-Shops Algorithmen zeigen immer wieder dieselben Artikel, bis man sie kauft und selbst nach dem Abschluss wird man weiter aufgefordert, ihn doch wieder zu bestellen.

Übung: Gebete, Mantras und positive Glaubenssätze

... ich glaube immer mehr, dass mein Körper sich nach meinen Wünschen verändert ...

... ich glaube immer mehr, dass mein Körper sich nach meinen Wünschen verändert ...

... ich glaube immer mehr, dass mein Körper sich nach meinen Wünschen verändert ...

... ich glaube immer mehr, dass mein Körper sich nach meinen Wünschen verändert ...

... ich glaube immer mehr, dass mein Körper sich nach meinen Wünschen verändert ...

... ich glaube immer mehr, dass mein Körper sich nach meinen Wünschen verändert, ...

... ich glaube immer mehr, dass mein Körper sich nach meinen Wünschen verändert ...

... ich glaube immer mehr, dass mein Körper sich nach meinen Wünschen verändert ...

Diesen Satz können Sie den ganzen Tag immer wieder denken oder zu sich selbst sagen. Wenn Sie das glauben, vielleicht nach einer Woche und tief verinnerlicht haben, dann können Sie einen schwierigeren Satz nehmen.

Übung: Steigerung

Wenn Sie den Satz vorher akzeptieren können, dann fangen Sie mit dem nächsten Schwierigkeitsgrad an.

... ich glaube, dass mein Körper sich verändert, so wie ich das will ...

... ich glaube, dass mein Körper sich verändert, so wie ich das will ...

... ich glaube, dass mein Körper sich verändert, so wie ich das will ...

... ich glaube, dass mein Körper sich verändert, so wie ich das will ...

... ich glaube, dass mein Körper sich verändert, so wie ich das will ...

... ich glaube, dass mein Körper sich verändert, so wie ich das will ...

... ich glaube, dass mein Körper sich verändert, so wie ich das will ...

... ich glaube, dass mein Körper sich verändert, so wie ich das will ...

... ich glaube, dass mein Körper sich verändert, so wie ich das will ...

... ich glaube, dass mein Körper sich verändert, so wie ich das will ...

Übung: Schwierigkeitsgrade erhöhen

... meine Figur wird immer besser und schöner ...

Später:

... ich nehme immer mehr ab und werde schlanker ...

Dann:

... ich habe wirklich abgenommen, ich nehme immer weiter ab, alles geschieht wirklich so, wie ich es mir wünsche ...

Bis:

... es hat geklappt, ich habe abgenommen, ich bin so, wie ich es mir wünsche, und es geht immer noch besser ...

Von den Sätzen bis zur tatsächlichen sichtbaren Umsetzung kann es etwas dauern.

Wichtig ist, dass Sie dabei bleiben und immer wieder mit sich arbeiten. Ordnen Sie Ihren Gedanken immer wirkungsvollere, schönere, ehrlichere Bilder und Gefühle zu.

Bleiben Sie dran!

Übung: Gedanken für jede Situation

Sagen, oder besser, denken Sie solche Sätze ständig, den ganzen Tag: **„Mir geht es immer besser"** oder **„Es wird immer besser"**.

... mir geht es immer besser ...
... mir geht es immer besser ...
... mir geht es immer besser ...
... mir geht es immer besser ...
... mir geht es immer besser ...
... mir geht es immer besser ...
... mir geht es immer besser ...
... mir geht es immer besser ...
... mir geht es immer besser ...
... mir geht es immer besser ...
... mir geht es immer besser ...
... mir geht es immer besser ...
... mir geht es immer besser ...
... mir geht es immer besser ...
... mir geht es immer besser ...
... mir geht es immer besser ...
... mir geht es immer besser ...
... mir geht es immer besser ...
... mir geht es immer besser ...
... mir geht es immer besser ...
... mir geht es immer besser ...
... mir geht es immer besser ...

Ich lasse meine eigene Werbung ständig ablaufen!

Übung: Steigerungen

Wenn Sie diesen Satz glauben, zum Beispiel nach zwei Tagen, dann nehmen Sie sich den nächsten Satz vor:

... mir geht es besser ...
... mir geht es besser ...
... mir geht es besser ...
... mir geht es besser ...
... mir geht es besser ...
... mir geht es besser ...
... mir geht es besser ...
... mir geht es besser ...
... mir geht es besser ...
... mir geht es besser ...
... mir geht es besser ...
... mir geht es besser ...

danach:

... mir geht es gut ...
... mir geht es gut ...
... mir geht es gut ...
... mir geht es gut ...
... mir geht es gut ...
... mir geht es gut ...
... mir geht es gut ...
... mir geht es gut ...
... mir geht es gut ...
... mir geht es gut ...
... mir geht es gut ...
... mir geht es gut ...
... mir geht es gut ...

Übung: Weitere Steigerungen

Wenn Sie diesen Satz glauben, zum Beispiel nach einer Woche, dann machen Sie so weiter:

... ich bin gesund ...
... ich bin gesund ...
... ich bin gesund ...
... ich bin gesund ...
... ich bin gesund ...
... ich bin gesund ...
... ich bin gesund ...
... ich bin gesund ...
... ich bin gesund ...

Wichtig ist, dass Sie das nicht nur so daherreden, sondern wirklich tief in sich meinen und verinnerlichen. Sie müssen sich so weit kriegen, dass Sie davon überzeugt sind.

Irgendwann kommt es dann:

Ich bin wirklich gesund!
Ich bin wirklich gesund!
Ich bin wirklich gesund!
Ich bin wirklich gesund!
Ich bin wirklich gesund!
Ich bin wirklich gesund!

Ja, es stimmt tatsächlich!

Übung: Die Kraft des ICH BIN

Du bist universelles Bewusstsein! Ein Mantra für den Alltag!

Immer wenn Sie keine guten und gesunden Gedanken denken können, dann ist dieses Mantra das beste Mittel um das Gehirn aufzufüllen. Ein universelles Mantra zur Schwingungsanhebung und um die Angst machende Propaganda vom Mainstream im Gehirn zu überschreiben. – Eine positive Gehirnwäsche!

Ich bin…
Ich bin gesund. Es geht mir gut. Danke GOTT.
Ich bin gesund. Es geht mir gut. Danke GOTT.
Ich bin gesund. Es geht mir gut. Danke GOTT.
Ich bin gesund. Es geht mir gut. Danke GOTT.
Ich bin gesund. Es geht mir gut. Danke GOTT.
Ich bin gesund. Es geht mir gut. Danke GOTT.
Ich bin gesund. Es geht mir gut. Danke GOTT.
Ich bin gesund. Es geht mir gut. Danke GOTT.
Ich bin gesund. Es geht mir gut. Danke GOTT.
Ich bin gesund. Es geht mir gut. Danke GOTT.
Ich bin gesund. Es geht mir gut. Danke GOTT.
Ich bin gesund. Es geht mir gut. Danke GOTT.

Dieses Mantra wiederholt man in der Regel 108-mal oder 10 Minuten lang, immer bei Bedarf, es soll kein abhängig machendes Ritual werden. Man kann es laut vor sich her sprechen oder leise im Geiste aufsagen. Man kann auch jedes mal, wenn man eine Nachricht oder Information bekommt, die man nicht mag, gleich einen gesunden Satz entgegen sprechen oder denken.

Die Kraft des ICH BIN - Meditation

ICH BIN ist das göttliche Schöpferwort. Lass es nicht aus deinem Gedächtnis - nimm es oft am Tage in deine Arbeit hinein. Die ganze Vollkommenheit liegt darin und wenn du dieses Wort aussprichst, verbindest du dich mit ihr.

ICH BIN ist die Kraft, die durch alles wirkt.

ICH BIN - dieses große Wort ist der Schlüssel für alles, was du auf deinem geistigen Weg sowie in deiner irdischen Welt erreichen willst. So lass dieses Wort in dir wirken, richte deine Aufmerksamkeit immer darauf. Lass es klingen und schwingen in dir! Mit der Kraft und Autorität deines ICH BIN sendest du die mächtigen Strahlenkräfte aus. Lenke sie in alles hinein, was der Änderung bedarf. ICH BIN setzt die Kräfte frei, die Du rufst. ICH BIN ist die Kraft, die alles in sich trägt, was für dein Leben wichtig ist.

Lass diese kleine Abhandlung über das wichtigste Wort deines Lebens in deinem Gedächtnis bleiben. Mach dir zum Vorsatz, mit diesem Schöpferwort zu arbeiten. Sag es immer wieder in Gedanken oder laut und erlebe seine Wirkung!

„ICH BIN die göttliche Kraft, die in meinem Herzzentrum wirkt und die alles Gute in Bewegung setzt. ICH BIN das Licht meines Lebens. ICH BIN das ICH BIN".

Verbinde dich immer wieder in tiefer Liebe und Demut mit deiner Gott-Gegenwart. Glaube an diese große Möglichkeit, glaube daran, dass dieses Leben dir dafür gegeben wurde, um zu lernen, in die Einheit mit dem Vater zu kommen.

Erfülle dein Dasein mit Licht, deine Welt mit Liebe, deinen Alltag mit Harmonie - so wird dein Göttliches ICH zum Ausdruck kommen.

„ICH BIN der göttliche Energiestrom, der meinen Weg erleuchtet, der mich lenkt und führt und die göttliche Ordnung in mein Leben bringt."

Nimm diese Worte mit in deinen Alltag, denke oft an sie und mache dir bewusst, wie sehr es darauf ankommt, diese reinen Kräfte ganz bewusst wirken zu lassen.

Ihr habt den Schlüssel zu diesem Wissen, doch die innere Vorbereitung ist dazu nötig, das Stille-Werden und Sich-Hinwenden zu eurem Göttlichen ICH BIN.

„ICH BIN das Licht der Welt" ein Ausspruch, den jeder Schüler mit vollem Recht gebrauchen kann. Es ist keine Überheblichkeit dabei, denn jeder trägt das Licht des Göttlichen ICH BIN in sich. Lass das Licht hervorströmen, erfülle dich ganz damit, sehe es in und um dich leuchten - das Licht deines Göttlichen ICH BIN! Es ist dein Führer und Wegweiser, wenn du es zulässt.

Sage ICH BIN und die Kraft ist deine!

Sage ICH BIN und die Liebe strömt hervor, der göttliche Frieden und alles was die Welt braucht! Erkenne, dass „ICH BIN" der Reichtum deines Lebens ist. ICH BIN bedeutet Unsterblichkeit, die Erfüllung deines menschlichen Daseins in dieser Erdenwelt! Lerne die Benutzung des heiligen Wortes ICH BIN.

Zusammen mit deinen Mitwanderern wirst du erfahren, welche Wichtigkeit in deinem Leben das Wort ICH BIN haben kann.

Lasse dich weiterführen, hin zur Vollendung deines Lebensstromes und zum Eingehen in das Göttliche ICH.

Aus der Heilermappe der Heilerschule von
Anne Hübner und Tanja Aeckersberg

Ihr Körper reagiert immer auf alles, was Sie denken

Ihr Körper reagiert sofort und direkt auf Ihre Gedanken, er tut, was Sie möchten. Bestellen Sie eine gute Figur, bekommen Sie auch eine gute Figur.

Aber wieso klappt das nicht sofort?
Es funktioniert schon sofort. Wenn Sie sensibel sind, werden Sie auch sofort eine Veränderung spüren oder erkennen.

Überlegen Sie allerdings, wie lange Sie schon so denken wie jetzt und was Sie alles vorher gedacht haben. Noch dazu kommt, was andere über Sie denken. Wenn Sie jetzt tausendmal „Ich bin schlank" denken und haben zuvor fünf Jahre lang zehntausendmal am Tag „Ich bin dick" gedacht, dann werden Sie natürlich den Erfolg nicht sofort sehen. Sie müssen erst einmal das Potenzial der Vergangenheit und Ihrer anderen Gedanken abbauen.

Jetzt eine gute Nachricht: Sie brauchen nicht mehr dieselbe Zeit und Menge an Gedanken, um die alten Gedanken aufzuheben. Nein, im Gegenteil. Theoretisch genügt ein einziges Mal, um alles zu verändern. Sie sind jetzt jemand ganz anderes als früher. Sie haben mehr Wissen, Erfahrung und mehr Bewusstsein. Die Qualität und Kraft Ihrer Gedanken ist ganz anders. In Bezug auf die eigene Vergangenheit sind Ihre Gedanken jetzt viel wirkungsvoller. Üben Sie einfach, Sie werden spüren, wie es immer besser und schneller funktioniert.

Ihr Körper muss sich chemisch verändern und umbauen, was auch nicht sofort geht. Bleiben Sie hartnäckig, diszipliniert, dann werden Sie auch Erfolg haben. Ein Bauer sät sein Samenkorn aus und pflegt es auch ein ganzes Jahr lang, weil er weiß, dass es wachsen wird und er bald ernten kann. Überzeugen Sie sich und halten Sie durch. Suchen Sie und fragen Sie andere Menschen, die das geschafft haben. Es gibt Leute, die nur mit ihren Gedanken und neuen Glaubenssätzen abgenommen haben. Es gibt Menschen, die durch reine Gedankenkraft ihren Krebs besiegt haben. Lesen Sie Zeitungen, erkundigen Sie sich. Nur weil Sie bis jetzt noch nichts davon gehört haben, heißt das nicht, dass es das nicht gibt. Wohnen Sie immer nur in Ihrem einen Dorf in derselben Umwelt und haben immer dasselbe Fernsehprogramm an, dann werden Sie auch immer dieselben Informationen erhalten. Wenn Sie bis jetzt alle Übungen mitgemacht haben und sich beobachtet haben, dann haben Sie auch die Wirkung Ihrer Gedanken bereits gespürt. Diese Kraft können Sie durch Training verstärken. Wenn Sie jetzt auf Anhieb 500 Liegestütze machen möchten, haben Sie vermutlich Probleme damit. Deswegen sind Sie aber noch lange nicht schlecht oder gar ein hoffnungsloser Fall.

Ihren Führerschein haben Sie auch nicht nach der ersten Fahrstunde erhalten, dennoch wussten Sie, dass Sie fahren können. Sie wussten mit Bestimmtheit, dass das möglich ist, dass man überhaupt Auto fahren kann – woher?

Dein Glaube
Es ist wichtig, dass Du glaubst!
Du sollst an das Gute glauben!
Du sollst an Dein Glück glauben!
Du sollst an den Frieden glauben!
Du sollst an die Liebe glauben!
Du sollst an Dich selbst glauben!
Du sollst glauben, dass das, was Du glaubst,
in Erfüllung geht, weil Du es glaubst!
Anne Hübner

Ihr Körper macht, was Sie wollen

Heben Sie jetzt den linken Arm nach oben! Hat es geklappt? Ihr Körper tut, was Sie möchten, es wird sich nicht der rechte Arm hochheben, wenn Sie den linken Arm möchten. Weshalb können Sie Ihren linken Arm hochheben? Wie machen Sie das? Für ein kleines Baby ist das, was Sie jetzt machen, schon eine unglaubliche Leistung. Wenn Sie mit Ihrem Körper weiterüben, werden Sie ihn noch besser steuern können.

Ziehen Sie den Bauch ein, anschließend strecken Sie ihn wieder heraus. Spüren Sie Ihre Atmung, Ihren Darm gluckern? Ihr Körper tut alles, was Sie sich wünschen, komplizierte Bewegungsabläufe oder neue Funktionen müssen Sie allerdings etwas üben.

Als Nächstes folgen ein paar körperliche Übungen, um mehr Sensibilität zu erreichen. Die meisten Menschen, die Probleme mit ihrem dicken Bauch haben, schauen ihn gar nicht an und verbannen ihn aus ihrer Wahrnehmung, als wäre er gar nicht da. Genau das ist der Fehler. Sie entziehen ihm die Energie und dadurch der eigenen Steuerung. Er wird noch dicker. Mehr Liebe und Aufmerksamkeit ist genau das, was der Bauch braucht, um gesund und schlank zu werden.

Es ist noch kein Meister
vom Himmel gefallen,
aber geworden sind es viele!
Tanja Aeckersberg

Übung: Körperbeherrschung

Machen Sie es sich bequem. Es folgt eine Ü-Übung zur besseren Körperbeherrschung und zur Steigerung der Konzentrationskraft.

Spannen Sie die rechte Hand ganz fest an, ballen Sie sie so fest wie möglich zur Faust. Halten Sie diese Anspannung zehn Sekunden, dabei nicht die Luft anhalten, dann wieder entspannen. Wiederholen Sie das mehrmals.

Jedes Mal steigern Sie die Spannung langsamer. Das heißt, zuerst anspannen, dann entspannen. Danach langsamer anspannen, sich mehr Zeit lassen, genauer sein, bis Sie irgendwann zu Ihrem Maximum an Spannung in der Hand kommen. Zehn Sekunden so halten und anschließend noch langsamer wieder entspannen, bis Ihr Arm ganz entspannt ist. Das nächste Mal noch viel langsamer, sich noch mehr Zeit lassen, bis sie voll angespannt haben, und noch viel tiefer und langsamer entspannen.

Versuchen Sie auch noch, jedes Mal weniger Kraft einzusetzen und trotzdem maximal anzuspannen. Das erreichen Sie, indem Sie den restlichen Körper mehr lockern und entspannen und ruhiger atmen. Wenn Sie den restlichen Körper mit anspannen, geht Spannung in der Hand verloren.

Achten Sie immer mehr auf Details und Kleinigkeiten. Entwickeln Sie ein Gefühl, als könnten Sie einen Roman schreiben über die Dinge, die in Ihrer Hand und in Ihrem Körper passieren.

Wiederholen Sie diese Übung zehn- bis zwanzigmal und wechseln dann die Hand. Danach nehmen Sie Ihr Bein und wechseln dann später zum anderen Bein. Lassen Sie sich Zeit dabei. Sie können diese Übung auch abends vor dem Einschlafen durchführen.

Suchen Sie sich die Körperteile aus, mit denen Sie am meisten Probleme haben, zum Beispiel den Bauch oder das Gesäß. Bauch herausstrecken und wieder einziehen oder Pobacken zusammenkneifen und wieder entspannen. Jedes Körperteil für sich erst komplett durchüben. Zehn- bis zwanzigmal wiederholen. Wenn Sie das richtig machen, dauert das jeweils fünf bis zehn Minuten.

Alles langsam und sehr genau durchführen. Senden Sie Ihre besten Gedanken in Ihre Körperteile hinein. Dabei immer besser werden und sich weiter steigern.

Übung: Körperwahrnehmung

Kontrollieren Sie Ihren Puls und Herzschlag. Falls Ihnen das zu unangenehm ist, fangen Sie mit der Hand an und messen dort Ihren Pulsschlag am Handgelenk.

Am Anfang legen Sie sich eine Hand auf die Brust und spüren das Klopfen Ihres Herzens. Wenn Sie das gut wahrnehmen können, dann die Hand wegnehmen und zu einem anderen Körperteil wechseln.

Machen Sie weiter mit der rechten Hand und dem Daumen. Wenn Sie dort Ihren Puls wahrnehmen können, dann nehmen Sie den nächsten Finger. Diesmal versuchen Sie es ohne äußeres Hilfsmittel. Also nicht mit der anderen Hand den Puls messen oder mit der Bettdecke als Kontrast spüren. Wenn Sie dort auch Ihren Puls wahrnehmen können, dann weiter.

Anschließend beobachten Sie Ihren Puls in der ganzen Hand. In den Beinen, in Po, Bauch, Gesicht, alles, was Ihnen einfällt. Sie können überall Ihre Kreislaufzirkulation spüren.

Fällt Ihnen das am Anfang zu schwer, versuchen Sie erst einmal, Ihre Atmung überall wahrzunehmen.

Wichtig ist, bei allen Übungen ganz entspannt und locker zu bleiben und normal durchzuatmen.

Beim Training lieber Qualität statt Quantität!

Übung: Bauchmuskeltraining

Geübte Leute können ihre Bauchmuskeln wie eine Welle hoch und runter laufen lassen und von rechts nach links. Die Bauchmuskeln bestehen aus verschiedenen Muskeln mit verschiedenen Unterteilungen. Ungeübte schaffen es vielleicht gerade so, jeden Muskel komplett etwas anzuspannen. Profis können jede kleinste Muskelfaser einzeln anspannen und entspannen.

Es bringt nicht viel, wenn Sie bei Muskeln nur auf Masse gehen und einseitig trainieren. Beobachten Sie die wirklichen Könner. Deren Muskeln sieht man kaum von außen, und sie haben trotzdem sehr viel Kraft und Flexibilität. Durch eine einheitliche und ökonomische Arbeit der einzelnen Muskeln und Ausgeglichenheit im gesamten Bewegungssystem wird ihre Leistungsfähigkeit dort durch das restliche Körpersystem zusätzlich verstärkt und unterstützt. Die Muskeln arbeiten in einer Kette zusammen. Das ist viel besser, als wenn ein kleiner Teil alleine arbeiten würde. Dieser kleine Teil ist dann viel schneller überfordert, und es kommt zu Fehlbelastungen und Verletzungen, vor allem an Gelenken und Bandscheiben. Gute Bauchmuskeln erkennt man nicht an ihrer Größe, sondern an ihrer Differenzierung und Koordinationsfähigkeit.

Das heißt, wenn es Ihnen gelingt, Ihre Bauchmuskeln überall gezielt anzuspannen, jede kleine Ecke, jeden Winkel, ohne gleich die ganze Bauchdecke zu aktivieren, dann haben Sie wirklich gute Bauchmuskeln. Durch das einseitige Training mit Geräten geht diese Fähigkeit vielen Menschen verloren. Oft treten Darmprobleme und Verstopfung auf, wie bei untrainierten, übergewichtigen Menschen. Wenn alle Muskeln gezielt arbeiten und angesprochen werden, verbrennt das außerdem viel mehr Fett und strafft das Gewebe besser, als wenn Sie tausend gleiche Wiederholungen machen.

Üben Sie! Gerade die Bauchmuskeln können Sie immer zwischendurch trainieren. Im Sitzen bei der Arbeit, im Auto, beim Gehen, Kochen und Putzen. Ideal ist, wenn Sie das am Anfang vor dem Spiegel üben und sehen.

Das Beste für eine gute Verdauung und einen gesunden Darm sind gute Bauchmuskeln!

Macht den Körper eurem Willen gefügig.
Gebt ihm nie nach und
folgt nie seinen Launen.
Seid bereit, ihn beiseitezulegen.
Beschließt, ihn unter strikter Kontrolle zu halten.
Ihr müsst sorgfältig mit eurem Körper umgehen und
ihn mit steter Aufmerksamkeit trainieren.
So werdet ihr Tugenden entwickeln,
und der Körper wird für Meditation und
spirituelle Disziplinen vorbereitet.
Sathya Sai Baba

Haltung

Gesunde Körperhaltung = gesunde Gedanken!

Wenn Sie schon Ihren Körper trainiert haben, ist Ihnen aufgefallen, dass die Feinheiten, die Genauigkeit bei einer Übung und deren saubere Durchführung, anstrengend sind und man das gerne absichtlich vergisst oder übergeht. Aber genau das macht den Erfolg aus.

Bewegen Sie Ihren Körper möglichst natürlich in alle Richtungen und wechseln Sie viel bei Ihren Bewegungen ab. Machen Sie so wenig Wiederholungen wie möglich bei allem, was Sie tun. Denken Sie sich immer etwas Neues und anderes aus, wie Sie etwas tun.

Am besten ist, Sie bringen Ihr körperliches Training in den Alltag mit ein. Fordern Sie sich, indem Sie Ihre Alltagsbewegungen verändern. Probieren Sie im Alltag einfach mal, ein paar neue Bewegungen auszuführen. Versuchen Sie andere Gangbilder oder Bewegungsabläufe einzubringen. Warum nicht einmal rückwärts oder seitlich gehen, die Schuhe wechseln oder hüpfen. Es genügt schon, wenn Sie auf Ihre Haltung achten.

Oder ändern Sie Ihre Gedanken, dann ändert sich Ihre Haltung ebenfalls. Wenn Sie Gedanken haben, die Sie aufbauen, der Name sagt es schon, „aufbauen", dann wird Ihre Haltung ebenfalls aufgebaut. Wenn Sie lockere leichte Gedanken haben, dann fühlen Sie sich auch so und Ihr Skelettsystem ist es auch. Wenn Sie flexibel sind, dann ist es auch Ihr Körper. Geistige und körperliche Haltung hängen zusammen und bedingen sich gegenseitig! Beobachten Sie sich in Ihrem Alltag, bei der Arbeit und in den Pausen. Achten Sie auf den Zusammenhang zwischen eigener Körperhaltung und eigenen Gedanken. Geht es Ihnen gut, sind Sie fröhlich, dann ist Ihre Haltung auch entsprechend aufrecht, locker und offen. Sind Sie schlecht gelaunt oder ärgern sich, finden Sie schnell irgendwo eine Verspannung oder Verkrampfung. Nutzen Sie diese Erkenntnis, wenn es Ihnen gedanklich schlecht geht. Wenn Sie traurig sind, Kopf hoch. Es wird Ihnen sofort besser gehen. Auf einmal sehen Sie andere, neue Möglichkeiten, bekommen wieder Auftrieb usw. Geht Ihnen ein unangenehmer Gedanke nicht aus dem Kopf, dann ändern Sie Ihre Körperhaltung, automatisch wird sich auch Ihr Denken verändern.

Wenn Sie auf der Straße gehen, denken Sie jedes Mal daran, dass Sie so natürlich, perfekt und schön gehen wie möglich. Denken Sie ständig, hinter der nächsten Ecke könnte eine Kamera stehen, achten Sie darauf, dass Sie von allen Seiten immer gut aussehen, gut dastehen und locker sind.

Wenn Sie im Alltag ständig auf Ihre Haltung und Form achten, haben Sie viel mehr davon, als wenn Sie den ganzen Tag nichts machen und abends zwei Stunden ins Fitnessstudio gehen. Ihre Arbeit kann noch so einseitig sein, mit ein paar Tricks und Ideen gestalten Sie sie immer abwechslungsreicher und gesünder für sich. Machen Sie Ihren Alltag nebenbei zu Ihrem Fitnessstudio, ohne dass jemand etwas davon bemerkt oder Ihre Arbeitsqualität nachlässt. Im Gegenteil, Ihre Leistungsfähigkeit wird sich steigern. Auch werden Sie spüren, dass Sie immer weniger Ausgleich und Pausen benötigen, nicht mehr so erschöpft sind. Wenn Sie dann von Ihrer Arbeit kommen, sind Sie immer noch vital und fühlen sich frisch.

Wer um fünf Uhr morgens mit Sport beginnt,
braucht nicht mehr darauf zu achten,
was er den Rest des Tages isst.
Will Smith

Übung: Körperhaltung und Gedanken

Stellen Sie sich so intensiv wie möglich vor:

- *Mir geht es gut, ich bin gesund.*
- *Ich freue mich.*
- *Lachen, richtig feste lachen.*
- *Ich bin traurig, sehr traurig.*
- *Ich bin wütend, ärgere mich sehr.*
- *Ich bin niedergeschlagen, erdrückt.*
- *Ich habe eine gute Figur.*
- *Ich bin dick, fett und hässlich.*
- *Ich bin vital.*
- *... (was Sie möchten)*

Spielen Sie mit Gedanken und Körperhaltungen. Versuchen Sie einmal zu lachen und dabei ganz eingefallen, gekrümmt zu sitzen. Sie werden bemerken, dass das kaum geht, automatisch richtet sich Ihr Körper auf.

Übung: Fitte Gedanken denken

Schreiben Sie Begriffe und Sätze auf, die Ihnen Kraft, Stärke, Leichtigkeit, Lockerheit oder ähnlich Positives geben und nehmen Sie dabei die entsprechende Körperhaltung ein.

Ich bin fit ...
Mir geht es gut ...

Ich freue mich ...
Ich war noch nie so gut drauf...
...

Vorübung: Idealbild

Stellen Sie sich vor einen Spiegel, in dem Sie sich nach Möglichkeit ganz sehen können. Sehen Sie sich genau an. Schließen Sie dann die Augen und sehen Sie sich in Ihrer Vorstellung. Versuchen Sie, sich mit geschlossenen Augen so echt wie möglich zu sehen. Ganz genau, jedes Detail. Dann wieder Augen auf. Überprüfen Sie Ihre bildliche Vorstellung von sich mit dem Spiegelbild und schließen Sie die Augen dann erneut. Jedes Mal nehmen Sie mehr Details von sich wahr und können sich besser in Ihrer Vorstellung erkennen.

Dabei ist sehr wichtig, dass Sie nicht über sich nachdenken. Auf keinen Fall denken: „Ich bin dick, das gefällt mir nicht, das sieht nicht gut aus, ich müsste mal dieses und jenes tun." Mit solchen Gedanken verstärken Sie noch diese Eigenschaften. Denken Sie neutral oder positiv über sich. Am besten ist, Sie denken erst einmal gar nicht, sondern beobachten nur. Diese Übung können Sie einige Zeit lang täglich durchführen. Es wird eine Weile brauchen, bis Sie sich in Gedanken ganz genau von allen Seiten betrachten können. Es muss bei dieser Übung gar nicht so perfekt klappen, denn Sie sollen dieses Bild später verändern.

Wenn es nicht um Ihr Aussehen geht, sondern um ein anderes Problem, dann betrachten Sie dieses Problem in Ihrer Vorstellung und beschreiben es ganz genau. Auch hierbei gilt, nichts zu beurteilen, auf- oder abzuwerten. Einfach unbeteiligt „erzählen", worum es sich dabei handelt.

Übung: Idealbild

Wenn Sie sich in Ihrer Vorstellung selbst ganz gut sehen können, ein Bild von sich im Kopf haben, dann können Sie anfangen, dieses Bild nach Ihren Wünschen zu verändern. Stellen Sie sich Ihr Idealbild von sich vor beziehungsweise die traumhafte Lösung Ihrer Problemsituation. Was ist Ihr Wunsch, wie ist es für Sie „perfekt"?

Stellen Sie sich nun Ihr Idealbild vor. Jetzt ist wichtig, es sich so perfekt wie möglich vorzustellen. Wie sieht Ihre Traumfigur, Ihr Ideal oder Ihre perfekte Lösung aus? Sehen Sie diese nicht nur, sondern fühlen Sie auch alles, was damit zusammenhängt. Spüren Sie die Bedeutung, die Wichtigkeit und den Stolz, dass Sie so sind, wie Sie sein möchten. Ersetzen Sie nun in Gedanken immer mehr Ihr tatsächliches Bild von sich mit dem eigenen Idealbild.

Denken Sie: „Ich bin eigentlich schon so, wie ich mir wünsche. Mein Körper weiß jetzt, wie ich aussehen will, er verändert sich nach meiner Vorstellung."

Jedes Mal, wenn Sie über sich nachdenken, sehen Sie Ihr Idealbild von sich mit der Gewissheit, dass Ihr Körper sich schon entsprechend verändert hat und Sie immer mehr von diesen Veränderungen sehen und spüren. Bleiben Sie hartnäckig. Wenn Sie auf der Straße spazieren gehen, tun Sie es mit Ihrer Idealvorstellung. Sofort ändern sich Körperhaltung und Ausstrahlung. Ihnen wird es besser gehen und Ihre Körperhaltung und Ihr Aussehen werden sich mit der Zeit zu Ihrem Idealbild hin verändern. Wahrscheinlich sprechen Freunde Sie direkt darauf an, dass Sie besser oder jünger aussehen, oder fragen, ob Sie beim Friseur gewesen sind. Es wird am Anfang anstrengend sein, aber Sie wissen ja, dass das nur noch mehr Fettzellen verbrennt.

Sport

Leben ist ständige Veränderung und Bewegung. Leben ohne sich zu bewegen, geht gar nicht, man bewegt sich immer, und wenn es nur die Atmung ist. Daher gilt: Bewegung ist gesund und lebensnotwendig und immer zu empfehlen.

Es gibt allerdings einen Unterschied zwischen Bewegung und Sport. Viele Menschen sind der Meinung, dass sie sich viel bewegen müssen, damit es ihnen besser geht, und je mehr sie sich bewegen, je mehr Sport sie treiben, desto besser geht es ihnen und desto gesünder werden sie. Das ist leider falsch und kann auf Dauer nicht gut gehen, weil sie dann ihre Leistungen ständig steigern müssten, um gesund zu bleiben. Viele machen, wenn ihre sportliche Betätigung nicht den gewünschten Erfolg bringt, noch mehr Sport und noch mehr, und irgendwann haben sie keine Zeit und Kraft mehr übrig, um noch mehr Sport zu treiben, geschweige denn, noch irgendetwas anderes zu tun.

Mit dem Sport ist es genauso wie mit dem gesunden Essen. Es kann noch so gesund sein, essen Sie zu viel davon, wird es irgendwann auch schädlich für Sie werden. Das lässt sich an Leistungssportlern beobachten. Sie trainieren extrem viel, andauernd, und wenn sie irgendwann nicht mehr wie gewohnt trainieren können und plötzlich aufhören müssen, kommt es zu großen gesundheitlichen Problemen. Dem Körper geht es noch viel schlechter, es kommt zu Kreislaufproblemen, extremer Gewichtszunahme, Immunschwäche.

Wie bei Drogen, etwa Nikotin- oder Alkoholkonsum, wenn Sie plötzlich aufhören, kommen die Entzugserscheinungen. Beim Training ist Ihr Körper eine bestimmte Trainingsmenge gewöhnt und darauf eingerichtet. Wird dort etwas plötzlich verändert, kann sich Ihr Körper nicht so schnell anpassen. Körperzellen müssen sich ja umbauen und verändern.

Es gilt genauso mit dem Sport wie mit dem Essen: das Richtige zur richtigen Zeit in der richtigen Menge. Viel Abwechslung, höhere Qualität und je nach Lebensstil das entsprechend Richtige. Am besten ist es, Sie gestalten Ihr ganzes Leben und Ihren kompletten Alltag mit mehr Bewegungsübungen. Freuen Sie sich, wenn Sie den Müll hinausbringen müssen, oder jammern Sie, weil Sie es schon wieder tun müssen? Haben Sie Spaß und Freude beim Bücken, wenn Ihnen etwas runtergefallen ist, oder lassen Sie das lieber andere aufheben? Genau dort, im Alltag, fängt der richtige Sport an. Überlegen Sie, wo Sie mehr Bewegung in Ihr Leben bringen können. Es geht ganz leicht!

Bewegen Sie sich so natürlich wie möglich und gehen Sie viel an die frische Luft. Wechseln Sie Ihre Sportarten und Übungen öfters ab. Sich sportlich zu betätigen ist auf jeden Fall eine gute Sache, und das sollten Sie auch tun. Wie schon erwähnt, ist es günstig, wenn Sie Ihr Sportprogramm in den Alltag integrieren.

Überprüfen Sie Ihre Sportdisziplinen. Machen Sie nur eine Sportart, so ist das einseitig und auf Dauer sogar schädlich. Schauen Sie sich die Übungen an, die Sie machen, und überprüfen Sie diese für sich auf Gesundheitsförderung und Rentabilität. Nicht für jeden ist jedes Sportgerät und jede Trainingsmethode geeignet und sinnvoll. Es gibt Fitnessgeräte und -übungen, die auf längere Sicht zu Gelenkschäden und Fehlbelastungen, vor allem für die Wirbelsäule, führen. Informieren Sie sich.

Manchmal wird der Trainingsplan auch zu einseitig gehalten. Was nützt es, wenn Sie einzelne Muskelgruppen trainieren und zwischendurch welche auslassen? Dort den Bizeps, da den Trizeps – und wie viele Muskeln liegen dazwischen und müssen auch entsprechend trainiert werden für einen gesunden, harmonischen Bewegungsablauf? Sie brauchen Ihre Kraft und Stärke im Alltag, in möglichst natürlichen Bewegungsabläufen, so sollten Sie daher auch trainieren. Was nützt das ganze Training, wenn Sie nicht einmal fünf Minuten gerade auf Ihrem Arbeitsstuhl sitzen können? Es gibt Leute, die können im Sportstudio 50 Kilogramm Gewicht stemmen, doch eine Kiste Bier ist ihnen zu schwer. Der ganze Körper ist ein komplexes System, eine perfekt funktionierende Einheit, die einzelnen Teile arbeiten ökonomisch zusammen und ergänzen sich gegenseitig. Wird nur ein Teil der ganzen Kette trainiert oder werden Teile des Gesamtsystems vernachlässigt, bricht irgendwann wegen eines kleinen Zahnrädchens die ganze Kette zusammen. Im Leben ist es genauso. Jeder Berufszweig ist wichtig. Auf wen wollten Sie verzichten, die Feuerwehr, den Bäcker, den Kanalreiniger, den Bauarbeiter oder den Techniker?

Machen Sie auf jeden Fall Sport, aber nicht mit Gedanken wie: „Heute habe ich nicht so viel Sport gemacht wie gestern, das war nicht gut, deswegen geht es mir schlechter, ich habe zu wenig getan."

Vermeiden Sie auch Gedanken wie: „Nur wenn ich Sport mache, nehme ich ab. Je mehr Sport ich mache, desto mehr nehme ich ab." Dies ist ein Teufelskreis!

Machen Sie irgendwann weniger Sport, werden Sie prompt zunehmen. Sie sind gezwungen, Ihre Leistungen immer mehr zu steigern, und können dann irgendwann nicht mehr noch mehr machen. Wenn Sie genug gegessen haben, sind Sie auch satt. Sie werden nicht denken: „Heute habe ich nicht so viel gegessen wie gestern, deswegen geht es mir heute schlechter." Denken Sie auch nicht umgekehrt: „Heute habe ich mehr gegessen als gestern, deswegen nehme ich wieder zu." Das ist genauso falsch und bringt Ihnen nichts. Es ist auch nicht richtig. Heute mussten Sie vielleicht viel mehr körperlich arbeiten und haben viel mehr Energie verbraucht als gestern. Oder Sie essen heute so viel, weil Sie vor einer Woche viel trainiert haben und der Körper jetzt die entsprechenden Muskeln aufbaut. Auch ist falscher Ehrgeiz fehl am

Platze. „Je mehr, desto gesünder" – diese Aussage trifft längst nicht immer zu.

Finden Sie die goldene Mitte!

Übung: Gedanken-Joggen oder Astral-Joggen

Große Auswirkungen haben auch gedankliche Sportübungen auf Sie. Hierfür haben Sie immer Zeit, brauchen nicht in ein Sportstudio und können sich Ihre Trainingsbedingungen und Trainingszeit frei wählen. Setzen Sie sich bequem in einen Sessel. Sie können die Augen schließen, besser ist es jedoch, wenn Sie mit offenen Augen üben.

Stellen Sie sich eine schöne grüne Wiese oder einen Weg vor. Sehen Sie sich, wie Sie vor dieser Wiese stehen und die schöne Landschaft genießen. Es ist tolles Wetter, es geht Ihnen gut, Sie fühlen sich fit. Es ist ein idealer Tag, und Sie sind dort in Ihrem Wunschzustand.

Nun laufen Sie in Gedanken los.
Stellen Sie sich alles so echt wie möglich vor.

Spüren Sie jede Bewegung, den Boden, Ihre Muskeln und Ihre Atmung. Stellen Sie sich vor, wie Ihr Körper sich anstrengt, wie Ihnen die Bewegung gut tut.

Machen Sie das 10 bis 15 Minuten.

Obgleich Ihr Körper dabei die ganze Zeit ruhig und entspannt bleibt, werden Sie merken, dass er mitgearbeitet hat. Vielleicht bekommen Sie sogar Muskelkater.

Wenn Sie jetzt Puls oder Blutdruck messen, werden Sie feststellen, dass sich die Werte leicht verändert haben, so als hätten Sie tatsächlich Sport getrieben. Wenn Sie das täglich tun, haben Sie fast genauso einen Trainingseffekt wie bei echtem Sport. Sie können, wenn Sie geübt sind, sogar noch besser trainieren und sich gesundheitlich erheblich verbessern. Viele große Sportler trainieren so für ihre Meisterschaft.

Im Astraltrainingsraum bestimmen Sie allein die Bedingungen und können beispielsweise Bewegungen ausführen, die Sie sonst nicht so machen können, oder den Schwierigkeitsgrad frei wählen. Sie können sich beim Laufen einige Hindernisse einbauen, einen Berg laufen oder einfach mal rückwärts weiterlaufen.

Wenn Sie vielleicht durch einen Unfall oder eine Operation ein Körperteil nicht so bewegen können, wie Sie möchten, können Sie hier vorsichtig die Bewegung üben, die Sie nicht durchführen können. Stellen Sie sich vor, wie Ihnen das gelingt, wie Ihre Muskeln mitspielen und sich alles gut und normal anfühlt dabei. Ich habe viele Patienten gehabt, bei denen nur kleine gedankliche Vorübungen vor einer Bewegung anschließend große Erfolge erbracht haben. Doch Vorsicht: Sie haben bereits gemerkt, was für

Auswirkungen gedankliches Bewegen hat. Bleiben Sie so real und natürlich wie möglich. Machen Sie astral eine falsche Bewegung und haben das gedanklich nicht korrekt vorher definiert, so können Sie sich auch echte Probleme bereiten. Wenn Sie sich intensiver damit beschäftigen, ist eine ordentliche Ausbildung darin sehr hilfreich. Bleiben Sie also so natürlich und real wie möglich bei Ihren gedanklichen Übungen und fühlen sich wohl dabei. Auf keinen Fall an Schmerzen oder Probleme denken, an etwas, was Ihnen schaden könnte. Denken Sie immer an Ihren Idealzustand. Und wie auch im realen Leben, nicht übertreiben und nicht überanstrengen. Fangen Sie lieber klein, dafür aber stetig an. Wie bei allen neuen Techniken und Methoden, die Sie lernen, beobachten Sie genau, was passiert, und verbessern Sie sich ständig. Spüren Sie, wie es wirkt und es Ihnen besser geht.

Zu viel des Guten ist auch dabei schädlich!

Machen Sie diese ganzen Übungen nur für sich. Sie sollten sehr vorsichtig sein, wenn Sie auf die Idee kommen, irgendetwas Gedankliches für andere zu tun, ohne deren Wissen und Einverständnis. Ich rate Ihnen dringend, das auf keinen Fall zu machen. Achten Sie auf die Gedanken, die Sie in Bezug auf andere Personen oder Dinge haben, und korrigieren Sie die eigenen Denkmuster entsprechend. Versuchen Sie aber nicht, andere zu beeinflussen oder zu manipulieren. Das kann ernste Folgen für Sie und den anderen haben. Selbst wenn Sie nur das Beste wollen. Zu viel Gutes oder Gesundes ist auch schädlich. So etwas sollten Sie auch erst dann ausprobieren, wenn Sie genau wissen und spüren, was dabei bei Ihnen und dem anderen passiert und was es langfristig alles verändert.

Sie werden auch schon bemerkt haben, dass Denken ebenso anstrengend ist wie andere Tätigkeiten. Wenn Sie in neue Bereiche hineindenken, ist das so, als wenn Sie eine neue Sportdisziplin erlernen. Gedankenübungen können Sie schnell überfordern. Das merken Sie dann, wenn Sie erschöpft sind, schlecht gelaunt sind, alles Sie nervt, jeder Sie ärgert und nichts so richtig gelingt. Dann haben Sie sich gedanklich überfordert. Hören Sie sofort auf mit irgendwelchen Plänen und Übungen. Denken Sie möglichst wenig nach und fangen Sie erst wieder mit dem Nachdenken an, wenn es Ihnen besser geht. Dann auch nicht über andere Dinge nachdenken. Betätigen Sie sich lieber körperlich mit Sport oder Gartenarbeit oder kümmern sich um Ihr Essen …

Deswegen jetzt ein Abschnitt über das Essen!

Übrigens: Durch diese Astral-Jogging-Übung hat eine Schülerin von mir pro Monat drei Kilo abgenommen. Sie ernährte sich vegetarisch und aß insgesamt auch nicht zu viel. Allerdings war sie durch jahrelange falsche Ernährung und durch eine sitzende berufliche Tätigkeit dick geworden. Nun hatte sie alles probiert, um ihr Gewicht zu verlieren, aber es gelang ihr nicht. Sie war nicht sportlich, fühlte sich aber gleich durch diese Übung angesprochen. Täglich vor dem Schlafengehen ging sie also geistig joggen und stellte sich natürlich intensiv vor, wie ihr Körper das Fett dabei verbrannte. Sonst veränderte sie nichts an ihrer Lebensweise. Nach drei Monaten meldete sie sich schlank, gesund und gut gelaunt bei mir. Sie war überglücklich, denn sie hatte fast zehn Kilo an Gewicht verloren.

*Ihr mögt große Worte machen,
aber ihr werdet nicht an eurer Zunge gemessen,
sondern an euren Handlungen
und eurer Haltung.*
Sathya Sai Baba

Ernährung

Zur Ernährung zählen nicht nur Nahrungsmittel, sondern auch Medikamente, Aufbaupräparate und Getränke. Selbstverständlich gehört auch die geistige Nahrung dazu, aber darüber haben wir bereits ausgiebig gesprochen.

Aus rechtlichen Gründen bin ich verpflichtet, an dieser Stelle zu erwähnen, dass, wenn Sie sich in ärztlicher Betreuung befinden, Sie alle Änderungen Ihrer Medikation oder Ernährungs- und Diätpläne vorher mit dem Arzt absprechen sollten. Es sollte aber selbstverständlich für Sie sein, Ihre Rechte und Ihre Entscheidungsfreiheit niemals irgendwem abzugeben, sei es nun ein Professor oder ein Diätplan, und immer Ihren gesunden Menschenverstand zu gebrauchen. Jeder kann Ihnen Vorschläge unterbreiten, empfehlen, was Ihnen helfen könnte, aber keiner kann für Sie entscheiden, und das sollte auch niemand tun. Keiner kennt Sie besser als Sie selbst. Sie können sich Hilfe und Ratschläge einholen, aber was für Sie letztendlich gut ist, spüren Sie selbst am besten. Überprüfen Sie alles, was Ihnen vorgeschlagen oder an Sie herangetragen wird; wenn es sinnvoll erscheint, probieren Sie es aus. Wenn es Ihnen hilft, sehr gut, dann machen Sie damit weiter, wenn nicht, gibt es etwas anderes.

Aus was wollen Sie bestehen?

Unser Körper besteht aus dem, was wir essen und trinken. Je mehr wir darauf achten, was wir essen und trinken, desto besser für uns.

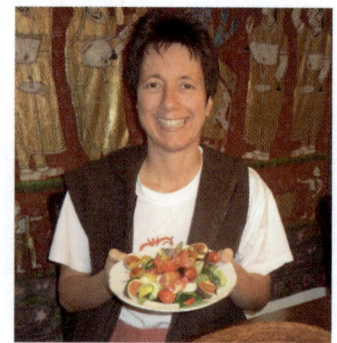

Bei unserem Auto achten wir sehr genau darauf, dass es das richtige Benzin bekommt, und bei der Frage nach dem Motoröl nehmen die meisten Leute, die ich kenne, im Zweifelsfall das bessere. Der Automotor soll ja sehr lange halten. Viele dieser Leute, die für ihr Auto das bessere, teurere Öl wählen, nehmen bei der Wahl ihrer Lebensmittel das preislich günstigere mit schlechterer Qualität. Man muss ja sparen. Ich will nicht sagen, dass man sich nur teures Essen kaufen sollte. Teurere Nahrungsmittel sind manchmal von der Qualität her sogar schlechter als billigere. Hier kommt es mehr auf die Qualität, die Herkunft und die Zubereitung an.

Je natürlicher die Nahrungsmittel sind und je natürlicher und frischer sie zubereitet sind, desto besser. Ein Kopfsalat, frisch vom Feld eines Biobauern geerntet, schmeckt und ist viel besser als ein Kopfsalat aus dem Ausland, im Gewächshaus gezogen, chemisch gedüngt und schon einige Tage alt, wenn man ihn bekommt. In vielen Ländern werden die Lebensmittel zum besseren Haltbarmachen sogar noch radioaktiv bestrahlt. Dass in einem solchen Salat kaum noch Vitalstoffe zu finden sind, dürfte selbst einem Laien schon einleuchtend sein. Beim Gesundheitsamt oder im Internet können Sie sich über die Behandlung von Lebensmitteln erkundigen.

Es kommt nicht auf die Menge an!

Wenn Sie bereits auf Ihre Ernährung achten, haben Sie vielleicht schon bemerkt, dass es ein großer Unterschied ist, ob man zu Hause isst oder in einer Großküche. Meistens wird man in einer Großküche nicht satt, oder das Sättigungsgefühl hält nach dem Essen nicht lange an. Ich habe festgestellt, dass Menschen, die Fertiggerichte essen oder ihre Mahlzeit in Großküchen einnehmen, oft die doppelte Menge an Nahrungsmitteln zu sich nehmen, als wenn sie selbst einkaufen und kochen. Meistens sind sie nach einer Fertigmahlzeit dann trotzdem noch hungrig und fangen eine Stunde später wieder an zu essen. Dies hat auch nichts mit dem Preis zu tun, oft wird ja nur gegessen, weil es gerade so billig ist oder weil es etwas umsonst gibt. Nein, Sie werden nur richtig satt und zufrieden sein, wenn Ihr Körper alles bekommen hat, was er braucht. In einer Kantine kann man manchmal drei Salate essen und fühlt sich immer noch nicht besser danach. Deswegen nehmen viele Menschen auch so zu. Sie essen und essen, doch der Körper hat immer noch nichts „Richtiges" bekommen. Sie werden dann von der großen Menge zunehmen, aber weiterhin hungrig sein. In diesen Salaten sind meistens keine Vitalstoffe mehr zu finden. Oft ist dort kein Unterschied mehr zwischen einem Salat und einer Bratwurst. Essen Sie lieber etwas, was Sie wirklich benötigen, und achten Sie darauf, dass es auch wirklich das Richtige ist. Salat zu essen ist noch lange nicht gesund. Wenn Sie wirklich etwas qualitativ Gutes zu sich nehmen, das noch viele Nährstoffe, Vitamine und Spurenelemente enthält, werden Sie nach kurzer Zeit gesättigt sein. Weniger ist oft mehr!

Wenn Sie genau das essen, was Sie brauchen, zur richtigen Zeit und in guter Qualität, dann werden Sie schneller satt, brauchen viel weniger zu essen, und es geht Ihnen augenblicklich besser.

Wenig, aber gut = viel!

Ihre Nahrungsmittel sollten auch frei von Zusatzstoffen, Pestiziden und Düngemitteln sein. Diese zerstören viele Vitalstoffe oder verhindern deren korrekte Aufnahme. Die künstlichen Substanzen, die der Körper nur sehr schwer ausscheiden kann, lagern sich mit der Zeit im Körpergewebe ab. Viele Jahre später zeigen sich diese Schäden durch chronische, schwer zu diagnostizierende Krankheiten.

Einige Menschen sagen, dass ihnen Bio-Nahrungsmittel zu teuer seien und sie sich diese nicht leisten könnten. Mittlerweile ist der preisliche Unterschied zwischen biologisch und konventionell erzeugten Nahrungsmitteln häufig nicht mehr so gravierend, und man braucht auch einfach weniger davon. So gleicht sich der eventuell erhöhte Preis wieder aus. Überlegen Sie auch, was Sie an Kosten für medizinische Versorgung und Präparate sparen, wenn Sie gesünder sind, von den Schmerzen und Strapazen einmal abgesehen. Dazu brauche ich hier nichts weiter zu sagen. Wenn es um Leben und Gesundheit geht, sollte man keine Kosten und Mühen scheuen. Ihr Körper bekommt mit gesunder Ernährung viel schneller alles, was er an Vitalstoffen benötigt, und ist zufrieden. Er wird es Ihnen mit Gesundheit und Wohlbefinden danken. Probieren Sie es einfach aus.

Was is(s)t man alles?

*Was für den einen Gift ist,
kann für den anderen Nahrung sein*
Mahatma Gandhi

Man isst nicht nur Nahrungsmittel!

Eine größere Aufmerksamkeit verdienen auch Gewürze, Zusatzstoffe und Tabletten. Diese Stoffe wirken schon in kleinen Mengen sehr intensiv. Gerade Tabletten sind komprimierte, künstlich hergestellte Wirkstoffe, die den Körper sehr angreifen. Medikamente können manchmal lebensrettend sein, aber gerade auf Dauer auch sehr belasten, dick und krank machen. Viele Menschen sterben an einer Medikamentenvergiftung. Hier sollten Sie immer genau nachfragen, woher diese Tabletten und Stoffe kommen und was da wirklich drin ist. Vor allem, ob sie jetzt nötig sind für Sie oder ob es dafür Alternativpräparate oder andere Methoden gibt. Es wird nicht umsonst immer gesagt: „Zu Risiken und Nebenwirkungen fragen Sie Ihren Arzt oder Apotheker."

Gewürze sind oftmals chemisch behandelt, geschmacksverstärkt und bestrahlt. Fertigwürzmittel, wie zum Beispiel viele Soßen, enthalten oft gar keine natürlichen Gewürzanteile mehr, sondern bestehen aus manipulierten Fetten mit künstlichen Aromastoffen. Dass der fast überall enthaltene Geschmacksverstärker Glutamat das Nervensystem angreift, haben Sie bestimmt schon gehört. Neuste Untersuchungen belegen, dass Glutamat sogar für Alzheimer und Demenzkrankheiten verantwortlich ist. Glutamat, das früher vor allem in der chinesischen Küche Verwendung fand, erregte durch das Chinasyndrom Aufsehen, als die Menschen durch den übermäßigen Verzehr Sehschwächen und hohen Blutdruck bekamen. Heute findet man es fast überall. Überlegen Sie für sich, was Sie täglich an Bonbons, Tabletten und Gewürzen zu sich nehmen und was da drin ist.

Vom Rauchen will ich hier gar nicht anfangen. Es ist Ihnen klar, falls Sie heute noch geraucht haben, dass Sie ab jetzt Nichtraucher sind und alle Übungen in diesem Buch dafür umsetzen sollten!

Alleine schon Vitamintabletten, Fatburner oder Aufbaupräparate sind künstlich hergestellt oder aufbereitet. Sie sind mit irgendwelchen Zusatzstoffen gefärbt und haltbar gemacht.

Sie wissen doch hoffentlich das Cholesterinsenker zuerst das Fett im Gehirn abbauen oder? Cholesterinsenker sind wohl eine der schädlichsten Substanzen für das Gehirn überhaupt. Das Gehirn besteht zum größten Teil aus Cholesterin und Fettsäuren.

Oft können diese künstlichen Formen vom Körper gar nicht richtig aufgenommen oder wieder ausgeschieden werden und lagern sich dort ab. Sie sind sehr oft falsch dosiert, sodass sie dem Körper mehr schaden als nutzen. Eine kleine Tablette macht oft mehr Übergewicht und schadet langfristig dem Körper mit Einlagerungen und Ablagerungen im Gewebe viel mehr, als würden sie zehn Jahre lang das Dreifache an Hamburgern oder Bratwurst essen. Versuchen Sie, diese angeblichen Fatburner (Pillen) lieber durch gesunde Gedanken und richtige Ernährungs- und Verhaltensweisen zu ersetzen. Glauben Sie wirklich, dass Sie eine Tablette benötigen, um abzunehmen? Warum eigentlich? Überlegen Sie sich Alternativen. Vielleicht reicht ein gehaltvoller Gemüsesaft?

Übung: Abhängigkeiten

Schreiben Sie alle Tabletten, Nahrungsergänzungen, Aufputschmittel und Drogen auf, die Sie einnehmen, und warum Sie denken, diese zu benötigen.

Schokolade
Kuchen
Chips
Energy Drinks
Zigaretten
Alkohol
Psychopharmaka
Joints
...

Danach überlegen Sie gründlich, ob das wirklich nötig ist oder ob es gesündere Alternativen gibt. Schreiben Sie Ihre Liste um und streichen Überflüssiges heraus. Verbannen Sie diese Punkte aus der Liste und genauso auch aus Ihrem Leben.

Gemüsesticks
Nüsse
Zitronenwasser
Ingwerwasser
Sport
...

Nicht immer alles gleich „schlucken"!

Gesundheit mit Gemüsesäften

Vermeiden Sie, so gut es geht, künstliche Nahrungsmittel!

Hier empfehle ich immer gerne die Bücher von Dr. Norman Walker oder Franz Konz. Dr. Walker hat mit richtiger Ernährung und Gemüsesäften viele Krankheiten geheilt, ist selbst 116 Jahre alt geworden und hat vor allem alle seine Kritiker überlebt. Sehr oft höre ich Berichte von Leuten, die sich auf diese Weise geholfen haben. Ich selbst gehöre auch dazu. Nach einer Wirbelsäulenoperation und langer Ruhigstellung war mein Körper, vor allem mein Nervensystem, völlig fertig. Einige Zeit lang habe ich nur Tabletten, Aufbaumittel und Medikamente eingenommen. Mit dem Erfolg von noch mehr Nebenwirkungen. Erst als ich die Tablettenbox gegen einen selbst gepressten Gemüsesaft getauscht habe, ging es bergauf.

Bei der heutigen Lebensweise ist eine Unterstützung des Körpers mit Gemüse- und Obstsäften durchaus sinnvoll und sogar heilsam. Gerade wenn man abnehmen möchte, kann man mit Gemüsesäften dem Körper alles zukommen lassen, was er benötigt, dabei weniger essen und abnehmen. Durch die richtige Wahl der Gemüsesäfte kann man das Entgiften und Ausschwemmen der Schlackenstoffe noch unterstützen und auf Abführmittel verzichten. Natürlich kann man auch fasten, aber wenn Sie wirklich auf Dauer abnehmen möchten, hilft Ihnen eine Umstellung ihrer gesamten Lebensweise am besten. Was nützen drei Monate Diät oder Kur, wenn man anschließend wieder so lebt wie früher. Der Körper wird dann in der Ruhephase noch mehr Vorräte anlegen für die „Dürreperiode". Vor allem das Auf und Ab für den Stoffwechsel, die Extreme, die Emotionen und der Zwang, die bei solchen Kuren aufkommen, sind sehr belastend. Lieber langsam, aber kontinuierlich die Ernährung ganz ändern. Dem Körper mehr wirkliche Vital- und Nährstoffe zuführen. Dabei auf die Qualität, Frische und Zubereitung achten. Mehr

Gemüsesäfte trinken, dann nimmt Ihr Körper ganz von alleine ab und Sie fühlen sich wohler. Sie werden auch merken, dass Sie dann gar nicht mehr so viel essen müssen und weniger Hunger haben. Der Körper bekommt mit der Zeit automatisch auch mehr Appetit auf das, was er braucht. Der Appetit auf Schokolade oder Schweinshaxe verschwindet von allein. Alles geht ohne Zwang und schlechtes Gewissen. Wenn Sie dann irgendwann Appetit auf so etwas wie Pommes frites haben, dann werden Sie es essen, und es wird Ihnen nicht gut bekommen. Sie sind unzufrieden und haben wahrscheinlich das nächste halbe Jahr keine Lust mehr auf solches.

Fangen Sie zum Beispiel an, sich täglich einen frischen Gemüsesaft zuzubereiten. Gekaufte Säfte sind nicht so empfehlenswert, da sie oftmals eine ungünstige Kombination haben, gelagert und abgekocht sind. Es geht auch um die Lebensenergie darin, die nur in ganz frischen Nahrungsmitteln enthalten ist, selbst bei gefrorenem fehlt sie.

Am besten pressen Sie sich morgens selbst einen halben bis einen ganzen Liter Gemüsesaft frisch aus und trinken ihn auf nüchternen Magen. Erst ein bis zwei Stunden danach frühstücken, falls Sie dann schon Hunger haben. Das gleiche abends oder nachmittags noch einmal, jedes Mal frisch. Achten Sie darauf, dass Sie ein bis zwei Stunden vorher oder nachher nichts essen. Im Einzelnen gehe ich hier nicht darauf ein, das würde den Rahmen dieses Buches sprengen. Einige Universalrezepte, die für fast jeden geeignet sind, kann ich aber empfehlen. Mischen Sie die Zutaten im angegebenen Verhältnis so, dass Sie ein bis zwei Liter Saft erhalten. Probieren Sie jedes Rezept drei bis sieben Tage lang täglich aus, bevor Sie es wechseln. Das Ganze sollten Sie mit der Einstellung anfangen, dass Sie das jetzt in Zukunft immer täglich machen. Es hilft nicht viel, wenn Sie es mal eine Woche durchführen, dann eine Pause einlegen und wieder anfangen. Ihr Körper braucht eine Weile, bis er sich umstellt. Machen Sie das ruhig ein halbes oder ganzes Jahr lang. Danach können Sie dann entscheiden, ob es Ihnen etwas geholfen hat und Sie es beibehalten möchten.

Die folgenden Rezepte sind für den Anfang und als Einstieg gedacht. Beobachten Sie Ihren Körper, variieren Sie die Zutaten, und wenn Sie sich dafür entschieden haben, informieren Sie sich weiter. Es gibt viele Informationen und Bücher darüber, die Sie auch beachten sollten. Außerdem empfehle ich auf Dauer eine professionelle Saftpresse, die nicht auf der Zentrifugalmethode beruht. Mehr als drei Zutaten sollten nicht auf einmal kombiniert werden, und der Saft sollte Ihnen auch noch schmecken. Je unverfälschter der Saft, desto besser kann er aufgenommen werden und wirken. Wenn Sie sich einen Saft reinquälen und es Ihnen hinterher schlechter geht, wird er Ihnen kaum helfen. Alle folgenden Rezepte sind sehr gut zur Unterstützung geeignet, wenn Sie eine Diät oder Fastenkur einhalten wollen.

Saft oder Smoothie?

Säfte werden ausgepresst, Smoothies werden gemixt!

Frisch gepresste Gemüsesäfte sind viel gehaltvoller und ergiebiger an Vitaminen und Mineralstoffen. Man bekommt in einem Glas 10-mal so viele Inhaltsstoffe wie in einem Smoothie. Außerdem enthalten Säfte weniger Giftstoffe, die die Pflanzen aufgenommen haben und in den Fasern abgelagert sind, die durch das Pressen im Saft nicht mehr drin sind. Wenn man sich dringend gesundheitlich helfen möchte, sollte man mindestens 1x täglich einen Liter Gemüsesaft trinken. Dabei sind, wie oben bereits kurz erwähnt, gequetschte Presssäfte (Foto meine Champion - Saftpresse) den Zentrifugen Presssäften vorzuziehen, da in der Zentrifuge viele Inhaltsstoffe sozusagen zerplatzen.

Smoothies haben den Vorteil, man kann allerhand durcheinandermischen und den Smoothie mit Nahrungsergänzungsmittel anreichern.

Smoothies macht man im Mixer wo alle Zutaten zerhackt und zerkleinert werden.

So kann man Nüsse, Algen, Eiweispulver, Superfoods, Vitamin- und Mineralpulver, Avocado, Kokosmilch, Ingwer, Curcuma, uvm. reinmischen. Dadurch wird der Smoothie zu einem Aufbaumittel. Hier kann man auch Obst und Gemüse zusammen mischen, was man beim Saft nicht unbedingt tun sollte, weil einfach die Mengen viel geringer sind und es die Verdauung nicht so stört.

> Die Antwort auf die Frage, Saft oder Smoothie ist also
> = **Beides**!

Smoothiezutaten - Mixer - Champion Saftpresse

Morgens ein Smoothie zum Frühstück und der Körper bekommt alles was er braucht und ist satt für den ganzen Tag. Dann lässt man am besten das Mittagessen weg und trinkt dafür 1 Liter Gemüsesaft. Gemüsesäfte füllen die Vitamin- und Mineral Depots des Körpers auf und helfen bei der Heilung von Gesundheitsstörungen bis zu ernsten Krankheiten. Anstatt Nachmittagskuchen so zwischen 16 und 17 Uhr dann das Abendessen mit Salat und Gemüse und zur Zeit des eigentlichen Abendessens ist man dann satt und trinkt lieber einen warmen Tee. Sollte wirklich Hunger aufkommen, dann helfen ein paar Nüsse (natürlich ungesalzen).

> **Sie kennen bestimmt den Spruch: morgens essen wie ein Kaiser, mittags wie ein König und abends wie ein Bettelmann. Dieser ist heute immer noch aktuell.**

Rezepte

Presssäfte

Bitte jeweils ½ Liter bis 1 Liter Saft trinken!

1. Rezept: **1/3 Möhren, 1/3 Sellerie, 1/3 Spinat.**

Zum allgemeinen Aufbau, zur Kräftigung und Entschlackung.
Vor allem bei Rückenschmerzen, Nervenleiden, Knochen- und Gelenkproblemen, Erkältungen und Hautveränderungen. Zur Darmreinigung und -regeneration.

2. Rezept: **1/3 Möhren, 1/3 rote Beete, 1/3 Äpfel.**

Zur Kräftigung und Reinigung.
Vor allem bei Kreislaufstörungen, Blutdruck- und Herzproblemen, Erschöpfung, Leber- und Blutbildungsstörungen, Frauenleiden.

3. Rezept: **1/2 Weißkraut, 1/2 Rote Beete**

Gehirnentgiftung. Hier fühlt man wirklich den Kalk rieseln um die Wirkung einmal salopp zu beschreiben. Das Rezept ist auch gut für den Darm.

4. Rezept: **Blumenkohl, Brokkoli, Karotten, Lauch, Spinat**

Zur Gefäßreinigung, gegen Thrombose. Bei Thrombosen sollte man den Saft 2x täglich trinken bis die Thrombose sich aufgelöst hat, das kann manchmal sogar 2-3 Monate dauern. Künstliche Fette, frittiertes, gebratenes und Milchprodukte in der Zeit weg lassen.

5. Rezept: 2/3 Gurke, 1/3 Salat und etwas Petersilie

Zur Reinigung und zum Aufbau.
Wirbelsäulen- und Bandscheibenschäden, Zahnschmerzen- und Zahnproblemen. Für Haut, Haare und Nägel, Gehirn und Nerven.

Foto: Rezept 5 (links) und Rezept 6 (rechts)

6. Rezept: 1/2 Karotten, 1/2 Blumenkohl

Zur Durchblutungsverbesserung, für die Drüsen, zur Entschlackung.

7. Rezept: Staudensellerisaft

Nur eine Zutat, aber eine die es in sich hat!

Seitdem Antony Williams sein Buch über Sellerisaft herausgebracht hat, darf dieses Rezept nicht mehr fehlen. Es ist einfach gut jeden Morgen nüchtern ein großes Glas Sellerisaft zu trinken.

Smoothies
Bitte so ca. 400-500ml pro Tag.

Viele Menschen frühstücken nicht, was ich als falsch ansehe. Aber wer sich nicht ändern möchte, der sollte wenigstens einen Smoothie „frühstücken".

Wenn der Smoothie zu breiig wird und man ihn nicht mehr trinken kann, dann einfach noch Wasser dazu geben.

138

1. Rezept: Gesunder Darm

300ml Wasser
100ml Joghurt
1 Avocado oder 1/2 Banane
1 Kiwi
1 /2 Apfel
Eine Hand voll Petersilie (ohne Stiele)
Eine gute Messerspitze Spirulinapulver
1 kleines Stück Ingwerwurzel
1 Vitamin C Tablette zerstampft
1 Teelöffel Omega 3 Öl

Zum Aufbau, gegen Entzündungen, Zellentgiftung und für die Darmflora.

2. Rezept: Für Aufbau und Zellsubstanz

400ml Wasser
100g Cashewkerne oder Mandeln
100g Blaubeeren
1 Avocado oder 1/2 Banane
1 Mandarine
Eine Hand voll Wildkräuter der Saison
Eine gute Messerspitze Chlorellapulver
Eine Messerspitze Galgantpulver (Hildegard von Bingen)
1 Multivitamintablette zerstampft
1 Teelöffel Fischöl oder ein anderes hochwertiges Öl
1 Stück Curcumawurzel

Zur allgemeinen Stärkung, Knochenaufbau, Zähne, Nerven- und Gehirn, Zellreinigung.

Verschiedene Sorten Pflücksalat, Petersilie, Mangold, Assiasalat, Pfefferminze, Spinat, Löwenzahn, Brennesel, Zitronenmelisse.

Je länger der Mixer läuft, je mehr gehen die Vitamine verloren.

Somit empfiehlt es sich vorher die Nüsse alleine mit etwas Wasser zu mixen, weil sie am längsten benötigen, und anschließend dann die anderen Zutaten dazu geben. Die Vitamintabletten zerstampft man am besten vorher mit einem Mörser.

Nüsse und Wasser mixen, so macht man übrigens auch Hafermilch, Mandelmilch und so weiter. Wenn Sie ihren Milchersatz selber herstellen, sparen Sie somit viel Geld.

3. Rezept: Für Vitalität und Ausgeglichenheit

200ml Wasser
200ml Kokoswasser oder Kokosmilch
1 Avocado oder 1/2 Banane
1 Mango oder Papaya
Eine Hand voll Pflücksalat
Eine Hand voll Petersilie (ohne Stiele)
1TL Gerstengraspulver
1 TL hochwertiges Öl
1 Ashawaghandapulver (Ayurvedamittel)
1 zerstampfte Vitamin B Tablette

Aufbaumittel für Gehirn- und Nerven, Psyche und das Immunsystem.

*Bärlauch, Löwenzahl, Hundszunge, Knoblauchrauke,
Wilde Möhre, Wicke, Schafgabe, Wiesenkerbel, Baldrian,
Labkraut, Rote Brennesel (Taubnessel), Fette Henne, Postelein*

4. Rezept: Zur Stärkung und bei Erschöpfung

200ml Wasser
200ml Hafermilch
1 Esslöffel Haferflocken
1 Avocado oder 1/2 Banane
1 Dattel
100g Beeren
Eine Hand voll Petersilie (ohne Stiele) oder Spinat

1/2 Apfelsine oder Mandarine
1/2 Karotte
1 Messerspitze Macapulver
1 Teelöffel Honig oder Blütenpollen
1 zerstampfte Multivitamintablette
1 Esslöffel Omega 3+6+9 zusammen

Aufbaumittel in einer Krankheitszeit oder danach.

5. Rezept: Zur Schwingungsanhebung

200ml Wasser
200ml Kokoswasser
300g Beeren (möglichst wilde Beeren gut gewaschen)
Eine Hand voll Wildkräuter (ebenfalls gut waschen)
Eine kleine Hand voll Rosenblätter (ungespritzt)
Eine kleine Hand voll essbarer Blüten
1 Esslöffel Algen
1 Esslöffel Omega 3+6+9 Öl
1 Esslöffel Mandeln

Für das spirituelle Wachstum und zur Schärfung der Sinne.

Als ich jung war, lass ich ein Buch mit dem Titel „Ich komme aus der Sonne", dort sagte ein Junge „Flavio", dass Rosenblütenblätter die höchste Schwingung hätten und dass sich die Menschen am Besten nur von Blütenblättern ernähren sollten. Das probierte ich aus. Im laufe der Zeit sammelte ich viele Informationen und probierte etliches aus und ich kann diese Aussage nur bestätigen. Allerdings sollte man die Blüten möglichst roh direkt von der Pflanze essen und auf der Zunge zergehen lassen. Der Smoothie ist wirklich hier ein Not-Heilmittel wenn bei jemanden gerade die Welt zusammen gebrochen ist.

Übung: Im Geiste essen

Die Energie von Natur- und Pflanzen kann man auch energetisch aufnehmen.

Diese Übung ist dazu gedacht dem Körper zu helfen, wenn ihm bestimmte Substanzen fehlen. Wenn es dem Körper an irgendetwas mangelt, man vielleicht im Krankenhaus liegt und nichts gesundes zu Essen bekommen kann, man auf Reisen ist und nicht alles dort esse kann oder einfach kein Geld dafür hat und Hunger leidet, ist es möglich, den Körper mit entsprechender Lebensmittelenergie aufzuladen und auch satt zu machen.

Der Darm wird so auch sensibilisiert, jedes kleinste Quäntchen der Nahrung zu verwerten. Oft geht die Hälfte des Essens unverdaut aus dem Darm wieder raus, eine Verschwendung, der man entgegenwirken kann.

Somit stellen Sie sich jetzt einfach vor, worauf sie Appetit haben. Das kann eine Mahlzeit sein oder einzelne Nahrungsmittel.

Ich empfehle nur gesunde Nahrungsmitte (= Lebens-Mittel) vorzustellen.

Als Hilfe können Sie sich auch die Abbildungen von Obst und Gemüse weiter vorne anschauen und versuchen diese Energie aufzunehmen. Dazu können Sie sich im Geiste einfach vorstellen, wie Sie diese Nahrungsmittel essen und zwar so „echt" wie möglich. Ich kenne Mütter, die nur beim Essen zuzubereiten für ihre Familie am dampfenden Kochtopf satt geworden sind.

Man isst in der Vorstellung möglichst genauso lange wie man es in Wirklichkeit tun würde.

Auch Wasser trinken bitte genauso machen.

Haben Sie eigentlich Hunger, wenn Sie essen?

Haben Sie überhaupt Hunger, wenn Sie essen, oder essen Sie auch, wenn Sie satt sind, etwa, weil es gerade zwölf Uhr mittags ist und alle Leute jetzt essen?

Übung: Warum essen Sie?

Notieren Sie bitte, aus welchen unterschiedlichen Gründen Sie schon gegessen haben.

Beispiele:

- *Weil man seinen Teller leer isst.*
- *Weil ich sowieso gekocht habe und es nicht verkommen lassen möchte.*
- *Aus Langeweile.*
- *Weil es schmeckt.*
- *Weil jetzt Frühstückspause ist.*
- *Weil jetzt alle essen.*
- *Weil ich auf einer Party nicht Nein sagen kann.*
- *Weil ich Frust habe, mich ärgere oder weil ich aufgeregt bin.*
- *Weil zehn Kaffeestückchen im Sonderangebot waren.*
- *Beim Fernsehen brauche ich was zum Knabbern.*
- *Einfach so, ohne Grund.*

Oder weil Sie wirklich Hunger hatten?

Übung: Warum haben Sie gestern gegessen?

Überlegen Sie, warum Sie die letzten Male etwas gegessen haben. Was waren Ihre Gründe dafür?

Ich bin zum Essen eingeladen worden ...
Ich mache Diät und musste das essen ...
Mein Plan sieht vor, genau um 15 Uhr eine Mahlzeit einzunehmen ...

Kennen Sie eigentlich Ihr Hungergefühl?
Wie fühlen sich Hunger und Appetit an?
Wieso haben Sie Hunger, was sind die Gründe dafür?

Wenn bei Ihrem Auto der Tank voll ist, werden Sie nicht tanken fahren. Sie werden auch nicht Diesel tanken, wenn Ihr Auto Super braucht. Wenn Ihr Körper etwas braucht, zeigt er Ihnen das durch Hunger, Durst, Schmerzen, Verlangen an. Wenn Sie nun ständig gegen die eigenen Bedürfnisse handeln, spielt Ihr Regulationsmechanismus irgendwann nicht mehr mit. Die Benzinuhr fragt sich, warum sie „leer" anzeigen soll, wenn doch niemand auftankt. Die letzten drei Mal habe ich „voll" angezeigt und etwas bekommen, also wenn ich leer bin, zeige ich lieber „voll" an. So etwas kann dann passieren, und Sie haben Hunger, obwohl Sie satt sind oder umgekehrt. Natürlich ist das Ganze im Körper noch etwas komplizierter. Es gibt nicht nur Hunger, Sattsein und Durst. Es gibt vor allem viele spezielle Gefühle und Zwischenstadien, und zu allem, was Sie essen, gibt es noch einmal spezielle Zustände und Gefühle. Sie haben zum Beispiel für Pizza ein ganz anderes Hungergefühl als für einen Apfel oder eine Birne. Alle diese Gefühle gilt es zu unterscheiden, zu programmieren und entsprechend darauf zu reagieren.

Sie sind Ihr Körper, Ihr Körper tut, was Sie denken, was Sie wollen. Programmieren Sie sich selbst. Sagen Sie sich: „Wenn ich etwas zu essen brauche, dann habe ich Hunger, und dann esse ich genau das, worauf ich wirklich Hunger habe und was mir schmeckt. Wenn ich satt bin, höre ich sofort auf zu essen." Der Hund eines Bekannten bettelte immer am Tisch. Der Mann sagte zu seinem Hund: „Nein, du bekommst nichts." Allerdings wurde er immer schwach und gab ihm dann trotzdem etwas. Jedes Mal, wenn er jetzt Nein sagt, kommt der Hund an. Bei Ihrem Körper ist es ähnlich, wenn Sie sich falsch programmieren.

Trinken Sie, wenn Sie Durst haben, und essen Sie, wenn Sie Hunger haben. Sonst nicht. Dieser Satz ist einfach, erfordert aber viel Disziplin. Ein Gesunder kann alles essen und trinken, was er will, er wird automatisch das Richtige tun. Wenn Sie Probleme haben, dann achten Sie auf Ihr Hunger- und Durstgefühl und finden die genaue Ursache dafür heraus. Sie haben sicherlich schon gemerkt, wenn man Appetit auf Schokolade hat, kann es etwas ganz anderes sein, was dieses Bedürfnis auslöst. Dieses Gefühl kann das erste Zeichen sein, dass Ihrem Köper etwas fehlt oder Sie eigentlich vielleicht Durst haben oder Sie es gewohnt sind, in der Situation oder um diese Uhrzeit Schokolade zu essen. Sie sind vielleicht gar nicht ausreichend trainiert auf Ihre Bedürfnisse. Es gibt in Ihrem „Programm" nur das Hungergefühl für Schokolade, und der Hunger nach Blumenkohl ist Ihnen fremd. Das Hungergefühl für Apfel ist Ihnen völlig abhandengekommen, und Sie haben vielleicht Kopfschmerzen oder Bauchweh, weil Ihrem Körper etwas fehlt und er es nicht genauer anzeigen kann oder Sie nicht gewohnt sind, auf diese Feingefühle zu reagieren. Sie haben nur eine „Tankanzeige" für Ihr gesamtes Körpersystem.

Trainieren Sie, üben Sie. Fragen Sie sich immer genau, was diese Gefühle bedeuten, warum Sie diese haben. Fühlen Sie, wie Ihr Essen auf Sie wirkt, ob es Ihnen schmeckt und bekommt oder nicht. Achten Sie auch auf Ihre psychischen Stimmungen nach dem Essen. Bei Hunden kann man sehr gut beobachten, wie sie in ihrem Verhalten sofort aggressiver werden, wenn sie nur pures Fleisch bekommen. Gibt man den Hunden auch ab und zu etwas Obst und Gemüse, ändert sich auch ihr Charakter entsprechend, er wird weicher.

Trainieren Sie auch langfristig Ihre Gefühle und korrigieren Sie diese, falls sie nicht stimmen. Üben Sie und verfeinern Sie Ihre Wahrnehmung stetig. Dann werden Sie viel deutlicher spüren, was Sie wirklich brauchen. Ihr Körper wird es Ihnen mit Wohlbefinden und Gesundheit danken.

Beim Trinken gilt übrigens dieselbe Regel wie beim Essen. Der Mensch braucht täglich drei bis vier Liter Wasser. Die Betonung liegt hier auf Wasser. Das meiste andere wie Kaffee oder künstliche Säfte sind keine wirklichen Getränke für den Körper, und die getrunkene Menge muss man von seinem Wassertagesbedarf noch abziehen. Viele der gern getrunkenen Flüssigkeiten sind gezuckert oder mit Kohlensäure versetzt und schaden der Gesundheit. Alles so frisch und natürlich wie möglich. Also am besten Wasser ohne Zusätze, das heißt ohne Kohlensäure, Zucker, Aromastoffe und Vitaminbeigaben. So etwas findet man heute gar nicht mehr so leicht. Wenn Wasser Ihnen am Anfang nicht schmeckt, können Sie sich zusätzlich noch Obstsäfte frisch auspressen und untermischen. Vermeiden Sie allerdings zu viel Obstsaft, der Hauptanteil von Ihren drei bis vier Litern Flüssigkeit am Tag sollte Wasser bleiben.

Die wohl beste Möglichkeit ungesunde Gewohnheiten abzulegen, ist bei egal was für einem Verlangen (Essen, Rauchen, Couch) ein Glas Wasser anstelle zu trinken. Man kommt auf andere Gedanken, der Körper hat etwas bekommen, ist erstmal zufrieden und man vergisst schnell was man eigentlich wollte.

Übung: Wann habe ich zuletzt etwas getrunken?

Erinnern Sie sich, wann Sie zuletzt etwas Flüssiges zu sich genommen haben, und schreiben Sie die Gründe auf und was es war.

Eine Tasse Kaffee zum Frühstück ...
Gestern Abend eine Limo ...
Auf einer Party muss man eben mittrinken ...

Es ist klar, dass Sie in Zukunft auf Ihr Wasser achten. Sie bestehen zu 70 Prozent daraus. Je reiner und leichter Ihr Wasser, je reiner und leichter fließen auch Ihre Gedanken. Denken Sie an Masaru Emoto und die Wasserkristalle. Wie sieht Ihr Wasser aus? Halten Sie es sauber!

Übung: Was esse ich noch?

Kleine Dinge aber große Nebenwirkungen. Man sollte möglichst auf Medikamente und Pillen verzichten, vor allem auf Schmerzmittel. In jeder Pille sind Haltbarkeitsstoffe, Bindemittel und andere Giftstoffe enthalten. Es gibt immer Alternativen. Fragen Sie Ihren Arzt, das muss ich hier rein schreiben, bevor Sie etwas absetzen.

In der Naturheilkunde findet man immer Lösungen. 90% aller Krankheiten kommen durch falsche Ernährung, das ist sogar wissenschaftlich bestätig. Dazu gibt es eine gute TV Sendung mit dem Titel „Die Ernährungs-Doc´s".

Schreiben Sie bitte auf, was Sie noch so alles zu sich nehmen und versuchen diese Liste mit der Zeit zu reduzieren.

Kopfschmerztabletten
Vitamin C Brausetablette
Schmerzmittel
Cholesterinsenker
Blutdrucktabletten
Schilddrüse
...

Übung: Simulation von Hunger und Sattsein

Um Ihr Regulationssystem zu trainieren, können Sie auch gleich entsprechende Zustände simulieren.

Stellen Sie sich vor, Sie haben Hunger auf eine Erdbeere. Machen Sie sich richtig Appetit darauf, Sie brauchen diese Erdbeere jetzt ganz dringend. Erinnern Sie sich, wie Sie das letzte Mal Hunger auf eine Erdbeere hatten, wie sich das angefühlt hat. Anschließend machen Sie das Gleiche mit Sattsein: „Ich habe genug gegessen, ich bin satt, ich brauche das nicht, weil ich genug davon habe."

Wechseln Sie nun immer zwischen beiden Gefühlszuständen hin und her, bis Sie genau Ihr Hungergefühl vom Sattgefühl unterscheiden können. Das ist Hunger, das ist Sattsein, Hunger, Sattsein, Sattsein, Hunger.

Hunger ← → Sattsein

Das Gleiche geht auch mit anderen Zuständen wie zum Beispiel:

Wohlbefinden ← → **Schmerz**

Ausgeglichenheit ← → **Stress**

Nun können Sie sich noch andere Zustände aussuchen und diese zu unterscheiden üben. Üben Sie, was Sie gerade brauchen.

Übung: Hungergefühle und Sattgefühle kennenlernen und trainieren

Auf was bin ich hungrig und wann bin ich satt? Trainieren Sie Ihr Hunger- und Durstgefühl, indem Sie solche Zustände einüben. Das tun Sie einmal, indem Sie, wenn Sie Hunger oder Durst haben, diese Gefühle genau studieren und sich merken. Also bewusst wahrnehmen und beobachten. Sie sollten völlig sicher entscheiden können, worauf Sie Hunger oder Durst haben.

Beispiele:

Aha, jetzt habe ich Hunger auf ...,
weil sich das so und so anfühlt und ich das und das denke.
Nein, ich habe keinen Hunger darauf,
sondern darauf, ich weiß es genau, weil ...
Jetzt habe ich keinen Hunger, weil ...
Jetzt habe ich etwas Appetit darauf,
weil es so gut riecht ...

Übung: Hungergefühle trainieren

Die Eskimos kennen 140 Arten von Schnee. Der Europäer höchstens drei. Mit dem Hunger sollte jeder Mensch sich auskennen, denn Nahrungsmittel gibt es viele und Bedürfnisse des Körpers auch.

Erzeugen Sie nacheinander Hunger auf folgende Nahrungsmittel. Anschließend empfinden Sie keinen Hunger darauf und sind satt. Jeweils immer eins nach dem anderen. Achten Sie darauf, was Ihnen besonders leicht fällt und was für Sie schwieriger ist. Daran können Sie erkennen, wie weit Ihre „Tankanzeigen" trainiert sind.

- *Tomaten*
- *Gurke*
- *Apfel*
- *Karotte*
- *Pizza*
- *Hamburger*
- *Sardellen*
- *Kartoffelauflauf*
- *Orangensaft*
- *Kirschen*
- *Pommes frites*
- *Hühnersuppe*
- *Ketchup*

*Alles, was man visualisieren kann,
kann man auch materialisieren!*
Uri Geller

Übung: Spezifische Hungergefühle trainieren

Schreiben Sie hier auf, was Sie immer täglich essen. Gibt es überhaupt etwas, was Sie immer essen? Trainieren Sie hier ebenfalls Ihre Wahrnehmung für Hunger, Durst, Appetit, keinen Hunger oder Sattsein.

Salz ...
Butter ...
Wasser ...
Zucker ...
Käse ...
Brot ...
...

Das hat weitere Vorteile. Sie kennen den alten Spruch: „Gefahr erkannt, Gefahr gebannt." Dies trifft auch in ähnlicher Form hier zu. Vermögen Sie Ihre Gefühle zu erkennen, können Sie sie auch steuern und ändern. Es ist nur Energie.

Vor allem können Sie so in Zukunft auch einkaufen gehen, das heißt, mit Ihren trainierten Gefühlen. Stellen Sie sich in Zukunft im Supermarkt vor das Regal und schmecken Sie in die Lebensmittel dort hinein. Fühlen und spüren Sie, was Sie davon brauchen und was Ihnen gut bekommen wird. Nur das sollte in den Einkaufswagen gelegt werden.

Die gesündeste Turnübung ist
das rechtzeitige Aufstehen vom Esstisch.
Pasetti

Auch so kann man satt werden

Sie können Ihr Hunger- und Durstgefühl auf die verschiedensten Nahrungsmittel und Dinge trainieren und sich damit sogar helfen und austricksen.

Sobald Sie Hunger auf etwas haben, was Sie nicht essen möchten – also worauf Sie eigentlich keinen Hunger haben dürften –, erzeugen Sie stattdessen das Sattgefühl davon. Ersetzen Sie also Ihr Hungergefühl durch das Sattgefühl. Sie können zum Beispiel denken: „Ich habe in meinem Leben schon genug Pizza gegessen, ich brauche jetzt keine, ich bin satt, mein Körper hat alles, was er braucht."

Am Anfang, wenn Sie so etwas machen, tritt dann wahrscheinlich ein anderes Hungergefühl auf. Dies ist dann wahrscheinlich das eigentliche, richtige Hungergefühl. Am besten steuern Sie Ihre Gedanken direkt so: „Ich brauche keine Pizza, ich bin satt für Pizza, aber ich habe Hunger auf Äpfel, und die sind genau das, was ich jetzt brauche." Oder, wenn Sie sich sicher sind, dass Sie wirklich genug gegessen haben und es Ihrem Körper an nichts fehlt, dann löschen Sie Ihr Hungergefühl ganz und sind völlig satt. So kann man auch satt werden.

Einem Anfänger empfehle ich dieses Austricksen von Gefühlen allerdings nicht, warten Sie, bis Sie sich besser kennen und genau wissen, wie weit Sie den eigenen Körper umtrainieren können, ohne ihm zu schaden.

Wenn Sie auf den Schienen vor einem entgegenkommenden Zug stehen, der mit großer Geschwindigkeit auf Sie zufährt, können Sie auch nicht einfach sagen, da käme kein Zug, da wäre nichts. Bitte seien Sie hier sehr vorsichtig und ehrlich zu sich. Ablenken, Betäuben und Verstecken beseitigen Ihre Probleme nicht.

Es gibt Menschen, die über Jahre so gut wie gar nichts zu sich nehmen. Yogis, die Glasflaschen essen können. Aber dies braucht auch sehr viel Übung und Kenntnisse, und das ganze Lebensumfeld muss dabei stimmen.

Ich kenne mittlerweile viele Menschen, die gar nichts mehr essen und nur noch von Energie oder der sogenannten Lichtnahrung leben. Sie essen seit mehreren Jahren nichts mehr und trinken nur Wasser und Tee. Sie sind genauso gesund und aktiv wie Menschen die täglich Nahrung zu sich nehmen und sehen auch so aus.

Allerdings empfehle ich Ihnen, das nicht gleich auszuprobieren, denn es erfordert einiges an Wissen und Körpererfahrung. Wenn Sie so etwas tun möchten, nämlich gar nichts mehr zu essen, empfehle ich Ihnen, sich wirklich ausführlich mit dem Thema zu beschäftigen und sich zu informieren. Jahre der Schonkost oder Rohkost und viel Bewusstsein diesbezüglich gehen solchen Lebensabschnitten voraus.

Was Sie allerdings sehr gut machen können, ist, die gegessene Menge gedanklich verändern. Sie erinnern sich: Ein Bleistift kann kurz oder lang sein. Ein Teller kann halb voll oder halb leer sein, je nach Ansicht. Sie brauchen gar nicht so viel zu essen. Wenn Sie richtig und intensiv essen, wird eine Erdbeere, die Sie genüsslich verspeisen, so wirken, als wären es 20 Stück. Wenn Sie allerdings denken, eine Erdbeere sei zu wenig für Sie, dann wird das nicht klappen. Umgekehrt natürlich genauso. Denken Sie, eine Erdbeere sei viel zu viel, dann wird es auch so werden.

Richtig über sein Essen denken ist wichtig!

Wenn Sie wirklich weniger essen möchten und Ihren Hunger bewusst übergehen, dann empfehle ich Ihnen, trotzdem Gemüsesäfte zu trinken. Trinken Sie davon, so viel Sie wollen, damit Ihr

Körper funktionsfähig bleibt und auch die nötige Kraft hat, die ganze Entgiftungsprozedur durchzustehen. Dadurch werden Ihre Zellen auch gleich mit gesunden Stoffen aufgebaut und gewöhnen sich daran. Hören Sie dann mit Ihrer Diät auf, werden Sie automatisch mehr Appetit auf so etwas haben und der Heißhunger auf etwas „Ungesundes" bleibt aus.

Übung: Trainieren Sie, falls Sie eine Diät machen

- *Ich habe genug gegessen.*
- *Ich esse genau das Richtige für mich.*
- *Mein Essen bekommt mir gut, es stärkt meinen Stoffwechsel, meine Organe und Muskeln.*
- *Ich nehme immer mehr ab, weil meine Nahrung für einen gesunden Körperbau verwendet wird.*
- *Was ich esse, genügt mir vollständig.*
- *Mein Essen macht mich schön und vital.*

Übung: Trainieren Sie, falls Sie Gewichtsprobleme haben

- *Ich esse genau das Richtige in der richtigen Menge.*
- *Es ist gut für mich, was ich esse.*
- *Wenn ich etwas esse, wird es gleich vollständig verbrannt und verwertet für einen gesunden und straffen Körper.*
- *Ich esse immer nur, was ich wirklich brauche.*
- *Ich ernähre mich perfekt.*

Übung: Gedanken beim Essen

Was denken Sie über sich bei, vor oder nach dem Essen?

Ich esse zu viel ...
Ich esse schlecht ...
Ich platze vom vielen Essen ...
Ich esse ungesund ...
Ich bin ein Versager ...
Ich bin vollgefressen ...
Ich kann nicht mehr ...
...

Übung: Essensgedanken umformulieren

Entwickeln Sie hier für Ihre Aussagen entsprechend gesündere Formulierungen für sich:

Ich esse genau richtig ...
Ich esse Gutes für mich ...
Ich bin angenehm satt ...
Ich ernähre mich immer besser und gesünder ...
Mir gelingt alles immer besser ...
Ich bin angenehm satt ...
Ich bin jetzt fit ...
...

Was denken Sie eigentlich über Ihr Essen?

Jetzt noch etwas absolut Wichtiges. Was denken Sie eigentlich über Ihr Essen?

Noch größere Macht und Einfluss haben solche Gedanken auf uns, die wir aufessen beziehungsweise mitessen. Mit der Sichtweise über die Essensmenge haben Sie schon experimentiert. Aber wie ist Ihre Grundhaltung zu Ihrem Essen. Was denken Sie über Ihre Nahrungsmittel?

Schokolade macht krank!
Tomaten sind gesund!

Stimmt das?

Wenn Sie etwas „Gesundes" essen und es Ihnen absolut nicht schmeckt – Sie haben vielleicht sogar einen Widerwillen, es zu essen, und bekommen schon vorher eine Gänsehaut –, dann sollten Sie es lieber nicht essen. Nur weil etwas von der Allgemeinheit als gesundes Nahrungsmittel angesehen wird, braucht es noch lange nicht für Sie gerade jetzt gesund zu sein. Oder warum soll Schokolade schlecht sein? Wenn eine Gurke heute Morgen gesund für Sie ist, kann sie heute Abend vielleicht schon schlecht für Sie sein. Das hängt von Ihrem Zustand, Ihrer momentanen Situation und von dem ab, was Sie vorher schon alles gegessen und getan haben.

Wenn Sie etwas essen, obwohl Sie es nicht mögen und es eklig aussieht, wird Ihr Körper dem genauso widerwillig gegenüberstehen und es daher nicht richtig verarbeiten und aufnehmen können.

Es gibt dann zwei Möglichkeiten. Die erste ist, Sie überzeugen sich wirklich innerlich, dass das ja doch gar nicht so schlecht ist. Warum soll die Karotte nicht schmecken? Stellen Sie sich vor, wie lecker sie ist, wie Ihnen das Wasser im Mund zusammenläuft und die ganzen Nährstoffe Ihnen Kraft geben, Sie gesund und schlank machen. Wenn Sie das schaffen, ich meine, wirklich schaffen, und überzeugt davon sind, dann wird Ihnen auch die Möhre schmecken und Sie vitalisieren. Die andere Möglichkeit ist, einfach nicht zu essen, was Sie nicht essen wollen. Es gibt noch so viele andere Dinge zum Essen.

Nun zur Schokolade: So schlecht ist Schokolade gar nicht. Aber wenn Sie denken, Schokolade mache dick und sei ungesund, dann hört Ihr Körper auf Sie und es wird genau so passieren. Wenn Sie meinen, dass Kuchen dick macht, und Sie essen dann ein Stück davon, ist das schon nicht gut.

Warum essen Sie etwas, wenn Sie überzeugt davon sind, dass es schlecht für Sie ist und es Sie krank macht?

Übung: Gedanken über Nahrung

Was denken Sie über Ihr Essen?

Essen macht dick ...
Äpfel sind gesund ...
Schokolade macht krank ...
Gurken machen schlank ...
Kuchen ist schlecht ...
...

Übung: Gedanken über Nahrung korrigieren

Warum soll das so sein? Wieso soll Schokolade krank machen und Kuchen dick?

Kreuzen Sie jetzt die Punkte an, die Sie mit *negativ*, *ungesund*, *krank machend* verbinden. Schokolade ist ungesund, macht dick, schlechte Zähne und so weiter.

Los geht es ...

Kuchen macht nur dick, wenn man zu viel davon isst, das kann Ihnen auch bei Äpfeln so ergehen, wenn Sie zu viel davon essen. Die meisten Begriffe von Nahrungsmitteln sind schon in *gut* und *schlecht*, *gesund* und *ungesund* eingeteilt. Aber das kann man so global überhaupt nicht sagen, es kommt immer auf die Person und die Situation an.

Wenn Sie jetzt denken: „Pralinen machen dick und krank", dann werden Sie auf Dauer davon auch dick und krank werden.

Keine Diät kann Ihnen helfen, wenn Ihre Gedanken nicht entsprechend eingestellt sind und Sie nicht überzeugt von dem Gelingen sind. Wenn Sie wirklich denken: „Schokolade ist gut für mich, sie bekommt mir", dann werden Sie sie so essen, wie Ihr Körper sie braucht. Dann wird Ihr Körper genau diese Schokolade in dem Moment brauchen. Sie wird Ihnen gut schmecken und bekommen, in dem Moment sogar besser als das beste vegetarische Gesundheitsmenü. Aber passen Sie auf, das kann auch genauso gut andersherum sein. Seien Sie ehrlich zu sich, hören Sie auf sich und arbeiten Sie mit den eigenen Gedanken und verbessern

Sie alles ständig. Ihr Körper ist außerdem auch gar nicht so anspruchsvoll, wie Sie vielleicht denken, er kann so gut wie alles verwerten. Schauen Sie sich nur einmal an, was die Leute in anderen Ländern teilweise essen – und sie bleiben trotzdem gesund.

Natürlich wirkt die Schokolade ganz anders auf Sie als ein Stück Gurke. Sie sollten natürliche Nahrungsmittel bevorzugen und hergestellte Lebensmittel lieber vermeiden. Aber nur, weil Sie einmal Schokolade essen, werden Sie nicht krank oder dick davon. Ihr Körper hat ein gutes Immunsystem und ein gutes Ausscheidungssystem. Alles, was er aufnimmt und nicht benötigt, wird an die Außenwelt zurückgegeben. Denken Sie an die vielen Umweltgifte und Krankheitserreger, die Sie täglich aufnehmen. Ihr Körper wird mit allen diesen Giften und Stoffen fertig, und Sie merken kaum etwas davon. Beobachten Sie die Wirkung der Nahrungsmittel, die Sie aufnehmen, und entscheiden Sie selbst, was Ihnen bekommt. Finden Sie das Richtige für sich. Es gibt allgemeingültige Rezepte und Ratschläge, die Ihnen sehr gut helfen können, aber nur Sie können selbst am besten wahrnehmen und entscheiden, was gerade jetzt gut für Sie ist.

Finden Sie die positiven Seiten von den Nahrungsmitteln, die Sie essen.

Sie können zum Beispiel denken: „Schokolade ist gut für die Gehirnzellen, sie hat viele nützliche Eiweiße für den Aufbau meines Körpers." Dann wird Ihr Körper auch die Schokolade dafür verwenden. Natürlich gilt hier auch wieder die Regel: Beachten Sie die Grenzen der eigenen Leistungsfähigkeit. Ihr Körper kann nicht zehn Kilo Schokolade am Tag für Ihre Gehirnleistung umsetzen. Außerdem müssen Sie wirklich der Meinung sein und für sich auch begründen können, dass diese Schokolade Sie nicht krank macht. Dies tut sie ja eigentlich auch gar nicht. Doch warum denken Sie es dann eigentlich?

Achten Sie bei allem, was Sie essen, auf Ihre Gedanken. Essen Sie nichts, wenn Sie nicht wirklich überzeugt davon sind, dass das, was Sie essen, gut für Sie ist und Sie es jetzt brauchen. Wenn Sie irgendwelche Zweifel haben, denken, das schade Ihnen, oder Sie wollen nur etwas essen, weil die gute Sitte es verlangt, dann essen Sie nicht. Das schlechte Gewissen und die Schuldgefühle anschließend belasten Ihren Körper viel mehr als die eigentliche Mahlzeit.

Seien Sie in dieser Beziehung konsequent. Gelingt Ihnen das, haben Sie schon das Schwierigste geschafft, und der Rest kommt ganz von selbst.

Übung: Positives über Nahrungsmittel

Schreiben Sie hier nur Positives über Ihr Essen auf. Es wäre gut, wenn Sie gleich mehrere positive Punkte über ein Lebensmittel fänden.

Ich esse das, weil ...
Das Nahrungsmittel ist gut für ...

Folgendes sollte klar sein: Wenn Sie nichts Positives zu einem Nahrungsmittel finden, dürfen Sie es auch nicht essen.

Selbstüberwindung
ist das Gesetz unseres Daseins.
Mahatma Gandhi

Essen Sie für jemanden oder für etwas?

*„Ein Löffelchen für Papa,
ein Löffelchen für Mama,
ein Löffelchen für Oma ..."*

Wann bekommen Sie selbst eigentlich etwas zu essen?

Kennen Sie diese Sätze noch aus Ihrer Kindheitszeit, als Sie nichts essen wollten und Ihre Mutter alles probiert hat, damit Sie doch Nahrung zu sich nehmen?

Wenn Sie gedanklich etwas für andere essen, wird ein Teil dieser Energie auch dorthin gehen und Ihnen fehlen. Gerade diese Energie ist aber wichtiger für Sie als die feste Nahrung. Denken Sie an sich beim Essen, wie Ihr Essen Ihnen gut tut, auf Sie wirkt. Stellen Sie sich bei Ihrer Mahlzeit absichtlich vor, wie Sie bei Ihnen wirken soll. Sonst nehmen Sie nur das Nahrungsmittel auf, und Ihr Körper lagert es an, weil er nicht weiß, was er damit anfangen soll.

Sie können auch essen, um abzunehmen. Stellen Sie sich vor, wie der eigene Körper arbeiten muss, um das Essen zu verdauen, wie Magen und Darm sich anstrengen und Energie verbrauchen, um alle Nährstoffe und Vitalstoffe, die Sie benötigen, aufzunehmen und alles, was Sie nicht wollen, sofort abzugeben. Oder essen Sie für Ihren dicken Bauch, damit er noch dicker wird? Wenn Sie beim Essen nur denken, dass Sie davon dick werden, an Ihre Probleme und Schmerzen denken, werden diese davon noch gestärkt. Denken Sie an die Punkte, die Sie unterstützen, ernähren und stärken wollen. Essen Sie für sich, für Ihre Ziele.

Übung: Mein Essen ist gut für …

Notieren Sie hier, für was Ihre nächste Mahlzeit gut sein soll.

Ich esse für meine Gesundheit …
Ich esse die Gurke für meine schlanke Taille …
Ich esse den Pfirsich für mehr Energie und Tatkraft …

Geschäftsabschlüsse werden gerne beim Essen getätigt, weil sich die Teilnehmer schneller einig werden und die Angebote schneller „schlucken". Achten Sie darauf, wer Sie zum Essen einlädt und was er von Ihnen will. Man sollte sehr darauf achten welche Tischgespräche geführt werden und erst dann etwas herunter schlucken, wenn die eigene Gemütslage in Ordnung ist.

Im Kino das Popkorn, das bei einem spannenden Film aus Nervosität gedankenlos gefuttert wird, verstärkt im Film die erzeugte negative Gefühlswelt. Man sollte sehr aufpassen was man sich beim essen anschaut. Heute frage ich mich sehr oft, erlebe ich jetzt diese Realität weil ich den Film damals geschaut habe oder war die Idee schon vorher da und deswegen ist der Film entstanden.

Wie viele Horror-Virus-Kathastrophenfilme gab es vor der Coronaplandemie 2020? Ohne diese Hollywood Weltuntergangsfilme und die viele Propaganda im Mainstream hätte doch kein Mensch die Coronastory geglaubt.

Mit 90% der Allgemeinheit nicht überein zustimmen,
ist ein wichtiges Anzeichen für geistige Gesundheit.
Oscar Wilde

Was denken oder reden Sie so alles beim Essen?

Was Sie beim Essen denken oder fühlen über irgendwelche Probleme oder Sorgen, wird besonders gut aufgenommen. Es wird mit hinuntergeschluckt oder einfach schneller geschluckt.

Haben Sie sich schon einmal gefragt, warum bei einem guten Essen so gerne Geschäftsverträge abgeschlossen werden? Die Meinungen oder Wünsche der Vertragspartner werden viel schneller geschluckt und akzeptiert.

Reden Sie beim Essen möglichst nicht über irgendwelche Sorgen, Probleme oder Krankheiten, weder von den eigenen noch von denen anderer. Sie essen sonst dieses Essen dafür. Solche Dinge werden von Ihnen mit aufgenommen, „geschluckt" und damit schneller verstärkt. Natürlich können Sie auch anders denken, dass Ihr Magen diese Sorgen gut verdaut und auflöst, aber das ist erst zu empfehlen, wenn Sie viel Praxis und Wissen haben. Reden Sie beim Essen lieber möglichst wenig – und wenn doch, dann lieber über Ihre Zukunft, Ihre Pläne und Wünsche. Dann werden diese „genährt" und unterstützt.

Auch auf bestimmten Redensarten, von denen im Folgenden beispielhaft einige genannt werden, sollten Sie in Zukunft verzichten:

- *„das schlägt mir auf den Magen"*
- *„das ist mir über die Leber gelaufen"*
- *„mir läuft/schäumt die Galle über"*
- *„ich habe immer zu viel hinuntergeschluckt"*
- *„ich fresse alle Probleme in mich hinein"*
- *„sich an etwas festbeißen"*
- *„mein Magen dreht durch"*

- „mir dreht sich der Magen um"
- „mir wird übel, wenn ich das höre"
- „das kotzt mich an"
- „ich bin sauer"
- „der kriegt den Hals nicht voll"
- „da wird mir speiübel"
- „das liegt mir schwer im Magen"
- „du gehst mir auf den Geist"
- „ich muss immer alles schlucken"
- „da wird's mir ganz schlecht"
- „ich habe mich festgebissen"
- „das geht mir auf die Leber"
- „das schlägt mir auf den Magen / Leber"
- „da drehen sich mir die Eingeweide um"
- „das/den habe ich gefressen"
- „du musst dich durchbeißen"
- „darauf kannst du Gift nehmen"
- „da bleibt mir vor Schreck das Herz stehen"
- „du gehst mir auf die Nerven"
- „da gehe ich auf 180" (Blutdruck geht hoch)
- „da stockt mir der Atem"
- „das Problem kann ich einfach nicht verdauen"
- „da kann ich Gift und Galle spucken"

Es wurde nämlich entdeckt, dass das menschliche Gehirn nicht unterscheiden kann zwischen echten Tiefschlägen in den Magen oder emotionalen Tiefschlägen, die einem durch Ereignisse versetzt werden. Beides wird vom Körper auf die gleiche Weise empfunden, und er leidet. Jedes Mal, wenn jetzt so eine Redensart in Ihrem Bewusstsein auftaucht, dann bitte direkt gegen einen positiven Gesundheitssatz austauschen.

Übung: Verdauungsorgane und Emotionen

Notieren Sie hier bitte alle Redensarten, die Ihnen einfallen, bei denen die Verdauungsorgane oder das Essen für Emotionen wie Ärger oder Stress herhalten müssen. Jede derartige Verbindung schlägt sich energetisch direkt auf dem betroffenen Organ nieder.

Los geht es ...
...

Es gibt sehr viele Zusammenhänge zwischen Krankheiten und emotionalen Eigenschaften oder Zuständen. Gerade Magengeschwüre sind in der Medizin dafür bekannt. Aber auch in allen anderen Bereichen gibt es solche Verbindungen zwischen organischen Symptomen und Gemütszuständen.

Viele Redensarten haben einen tieferen Sinn – und meistens recht. Achten Sie auf die Bedeutung, wenn Sie solche Dinge sagen. Spüren Sie die Veränderungen in sich, die dieser Satz auslöst oder die diesen Satz ausgelöst haben. Sie können in allen Bereichen Ihren Organen sehr helfen, wenn Sie auf Ihre Gedanken, Emotionen und Redensweisen achten und sie entsprechend korrigieren.

Es gibt auch andere Möglichkeiten, seinen Zustand zu beschreiben. Wählen Sie gesunde Aussagen und Redensarten und schlagen Sie dabei zwei Fliegen mit einer Klappe. Anstatt zu sagen: „Ich bin sauer auf dich", können Sie sagen: „Es hätte mir besser gefallen, wenn du das so gemacht hättest." Jetzt ärgern Sie sich nicht mehr so sehr, erklären dem anderen gleichzeitig, was Ihnen lieber gewesen wäre, bleiben zu sich und zu Ihrem Gegenüber freundlich – und Ihre Organe werden nicht mit einbezogen. Sogar noch besser ist, wenn Sie sagen: „Das nächste Mal mache diese Sache doch bitte so, das wäre gut für …" So betreiben Sie Schadensbegrenzung und empfinden die Angelegenheit für sich nicht mehr so extrem. Es ist ja sowieso vorbei, warum sich jetzt nachträglich ärgern? Es ist besser, wenn alle Beteiligten das nächste Mal achtsamer sind. Hinterher ärgern bringt niemandem etwas ein und macht die Sache auch nicht mehr ungeschehen. Nun können Sie sofort loslegen, um die Angelegenheit doch noch nach den eigenen Wünschen zu verändern.

Übung: „Sauer sein" umwandeln

Schreiben Sie jetzt einige Lebenssituationen auf, in denen Sie „sauer" geworden sind und formulieren (wandeln!) Sie diese Situationen um.

Wenn Sie sauer sind, schaden Sie nur sich selbst. Ihr Körper kommt wirklich in ein saures Milieu, in dem viele Organe nicht mehr gut arbeiten können. Viele Menschen klagen über Säure im Körper und nehmen Salzwickel für Ihre gestauten Beine. Sie sollten sich lieber weniger aufregen und weniger sauer sein – dies würde mehr helfen.

Übung: Die „Frust" Diät!

„Frustfresser" Neigungen abschalten!

Jedes Mal, wenn Sie sich ärgern oder Frust haben, machen Sie Diät, also essen nichts in dieser Zeit. Kehren Sie dieses Verhalten aus Frust zu essen, in Zukunft einfach um.

Geistesgift schädigt Organ:	Heilung durch:

Streß
Gehirn
Nerven
Drüsen

Lachen
entkrampft
Muskeln und
Nervensystem

**Aufregung
Wut**
Herz und
Kreislauf

Liebe
befreit, macht
fröhlich, man ist
tiefenentspannt

Traurigkeit
Lunge
Bronchien
Atemsystem

Hoffnung
und Zuversicht
bringen inneren
Frieden

Angst
Nebennieren
Nieren
Blase

Freude
befreit und
löst alle
Ängste auf

Ärger
Leber
Galle
Augen

Vergebung
stoppt die
Eigen-
vergiftung

Sorgen
Magen
Speiseröhre
Herzbeutel

Optimismus
absolutes
Gottvertrauen
schafft Freiheit

Verzweiflung
Bauch-
speicheldrüse
Schilddrüse

Selbstliebe
Gib dir für immer
die Süße
des Lebens

**Frust
Kummer**
Dünndarm
und Dickdarm

Fleiß und Hingabe
bringt die Lösung
für das anvisierte
Ziel!

Panikattacken
Blase
Nieren
Herz

Ruhe und Geduld
mit innerer
Gelassenheit
rettet Dich

70% aller Krankheiten heißt es, werden von unterdrückten Erregungen verursacht. Ich meine sogar alle Krankheiten werden durch Geistesgifte ausgelöst.

Bedauern, Sorgen, Schuldgefühle bauen die Körperzellen ab. Gedanken des Hasses erzeugen ein tödliches Gift im Körper. Es kann töten, wenn es nicht durch Liebe neutralisiert wird. Jede Krankheit rührt von einer Verletzung des Geistes der Liebe her. Nachtragende Gedanken sowie Ärger wirken wie ein Bumerang und erzeugen ihrerseits Krankheit und Sorge.

Liebe erweckt!
Liebe heilt!

Liebe besitzt nicht, noch beherrscht sie, noch ist sie von Eigenwillen. Liebe ist eine harmonisierende, ausgleichende, befreiende Qualität von Geist und Körper.

Liebe ist als der Arzt des Weltalls bezeichnet worden, als die Medizin, die alle Krankheiten heilt. Liebe ist fähig, alle Leiden zu heilen, denn sie ist mehr als ein Gefühl oder eine Geisteseigenschaft.

Liebe ist auch eine Geisteskraft. Diese Geisteskraft der Liebe liegt in der Herzgegend, die wiederum das Zentrum der Liebe im Körper ist. Immer, wenn jemand das Gesetz der Liebe durch den Ausdruck von Hass, Furcht, Nachtragen und anderen ungesunden Gefühlen verletzt, wird das Herz in Mitleidenschaft gezogen, oftmals auch Lungen, Brustkorb und der ganze Brustbereich. Wenn jemand ein Herzleiden, Brust- oder Lungenkrebs hat, kann er seinen Geist und Körper von diesen unliebsamen Erscheinungen befreien, wenn er seine Geisteskraft der Liebe frei entfaltet.

Übung: Augenaffirmationen

Diese Affirmationen kann man bei jeder Art von Sehstörung erfolgreich anwenden. Augenprobleme sagen uns, dass wir der Realität endlich ins Auge sehen sollen, Träumereien ablegen und unsere Träume verwirklichen sollen. Man sollte lernen, mit dem Herzen zu sehen. So bekommen die Augen einen ganz anderen Blick, werden weicher, liebevoller und leuchtender. Augenprobleme können auch von der Leber kommen, die Schlacken im Blut nicht mehr filtern kann oder von der Halswirbelsäule.

- *Meine Augen spiegeln das Schöne, Wahre und Gute wider.*
- *Ich bin dankbar für ein klares Sehen und Erkennen der „Einheit" in der Vielfalt.*
- *Ich weiß, dass meine Sehkraft ewig ist. Meine Augen sind Ausdruck kosmischer Energie. Ich bin Energie.*
- *Ich gewinne jeden Tag neue Ein-Sichten. Aus diesem Wissen heraus kann ich jede Aufgabe lösen und mit offenen Augen durch die Welt gehen.*
- *Ich atme kosmische Kraft ein. Ich atme aus, was sich in mir festgesetzt hat. Der Druck lässt nach bis er ganz verschwindet*
- *Ich sorge für Harmonie und Liebe in meinem Leben. Konsequenz dieser positiven Einstellung ist Klarheit und Frieden. Ich strahle alles Helle aus, meine Augen sind so klar wie mein Denken. Mein Denken ist rein.*
- *Ich bin im Hier und Jetzt. Ich bin von Kraft erfüllt und weiß, dass ich immer eine Lösung finde, dass ich jede Aufgabe meistere. Alles was auf mich zukommt, empfange ich mit Freude.*
- *Ich habe zwei wunderbare Augen. Ich sorge für meine Augen. Ich liebe meine Augen. Meine Augen können sich koordinieren. Jedes Bild wird klarer und deutlicher. Alles ist möglich. Ich glaube an mich und an die Sehkraft meiner Augen, die mir in Harmonie dienen werden.*

Gedanken verändern unser Energiefeld sichtbar und messbar:

Der Forscher für subtile Energien, Danielle Gullá aus Italien, untersuchte Anne und mich bei der Heilarbeit. Die Aura wird stärker und harmonischer dabei, die Biophotonenzahl steigt. Am aktivsten sind die Chakren bei der Heilarbeit. In diesem Fall ist es das Herzchakra von Anne und das Kronenchakra von mir.

Bei ungesunden Emotionen verformt sich das Energiefeld und wird schwächer und löchrig.

Wer ist hier zu dick?

Warum finden Sie sich überhaupt zu dick oder denken, dass Ihr Problem groß ist? Wer bestimmt, was dick oder dünn ist? „Dick" und „dünn" sind doch nur globale Oberbegriffe.

Wer legt fest, ab wann man dick ist? Wo fängt „dick" an, wo hört es auf? Wollen Sie abnehmen wegen der anderen oder weil Sie sich unwohl fühlen?

Übung: Dick und dünn

Was bedeuten Ihnen die Wörter „dick" und „dünn"? Welche Bilder sehen Sie dahinter?

dick ...
dünn ...
groß ...
klein ...

Ändern Sie die eigene Meinung über diese Wörter. Das Wort „dick" sollte nicht „negativ" mit Bildern und Gefühlen besetzt sein. Verbinden Sie dieses Wort nicht mit Bildern von sich selbst, sonst werden Sie immer das „dicke Bild" von sich im Sinn haben, wenn irgendjemand dieses Wort gebraucht. Sie sollten „dick" genauso normal empfinden und gebrauchen wie Tisch oder Stuhl. Sie kennen bestimmt die Redensart „mit jemandem durch dick und dünn gehen".

Es muss gar nicht viel sein, nur es muss etwas sein!
Tanja Aeckersberg

Was gehört mir?

Übung: Mein?

Was gehört alles Ihnen? Viele Alltagsausdrücke erschweren die Heilung von Krankheiten, wenn man sie auf sich bezieht. Schreiben Sie hier bitte auf was Sie am Tag so alles erzählen.

Mein Fettring ist ...
Meine Krankheit ist ...
Mein Arzt sagt ...
Mein Krebs ...
Mein Ischias ...
Mein Therapeut meint ...
Mein wirrer Kopf ...
Mein Schmerz ...
Mein Diabetes ...

Haben Sie Ihre Krankheit gekauft?
Gehört Sie Ihnen?
Haben Sie das alles wirklich jetzt noch?
Ändern Sie nun bitte diese Aussagen schnell um:

Der Bauch zeigt ...
Die Krankheit ...
Der eine Arzt hat gemeint ich hätte das ...
Der Krebs war ...
Der Nerv ...
Der Therapeut ...
Mein Kopf war mal durcheinander ...
Dann und dann hatte ich mal Schmerzen dort ...

Ausreden

Ausreden, Entschuldigungen, Ablenkungen, weil Sie irgendetwas nicht gemacht haben, was Sie eigentlich tun wollten oder sich vorgenommen haben zu tun, gewöhnen Sie sich am besten gleich ab. Ausreden verhindern, dass Sie im „Hier und Heute" gesund werden können.

Beispiel:
„Ich kann keinen Sport machen, weil ich zu dick bin, und ich bin zu dick, weil ich keinen Sport machen kann." Damit drehen Sie sich im Kreis: „Ich bin so, weil ich so bin, und weil ich so bin, bin ich so."

Das ist ein Teufelskreis, in den man sich verrennt, wenn man ständig nach Ausreden sucht – und Ausreden findet man immer und wenn es das dreihundertste Vorleben auf Wolke eintausendsiebenundzwanzig väterlicherseits war.

Entweder tun Sie es oder Sie tun es nicht. Sie leben jetzt, und jetzt können Sie etwas verändern und bewirken.

Wenn Sie etwas nicht tun, machen Sie für sich einen Plan, wann Sie es tun wollen und tun es dann auch, aber belasten Sie Ihren Kopf nicht ständig mit einem schlechten Gewissen. Solche Gedanken sind keineswegs förderlich.

Der innere Kampf und Zwiespalt mit sich selbst kostet am meisten Gesundheit und Vitalität. Viel Zeit und Gedankenkraft gehen dabei verloren, die Sie für etwas Besseres einsetzen können.

Keine Entschuldigungen!
Besser machen!

Übung: Ausreden finden

Suchen Sie bitte im Geist Ihre Alltagsausreden zusammen. Was erzählen Sie denn so, wenn Jemand Sie auf ein ungesundes Verhalten hinweist oder nach Ihrem Befinden fragt.

- *Seitdem ich nicht mehr rauche, nehme ich zu*
- *Weil meine Kindheit so schlecht war, rauche ich heute*
- *Weil mein Vater böse war, habe ich heute Übergewicht*
- *Weil mein Vater mich geschlagen hat, habe ich Drogen genommen*
- *Weil ich als Kind keine Liebe bekommen habe, bin ich heute psychisch krank*
- *Weil ich als Kind immer alleine war, habe ich heute Depressionen*
- *Weil mein Vater uns verlassen hat, bin ich Magersüchtig geworden*
- *Seitdem ich mein Kind geboren habe, habe ich zugenommen*
- ...

Das sind alles ungesunde Vorstellungen und Glaubenssätze, die man meistens gar nicht so beachtet. Aber wie will man mit dem Rauchen aufhören, wenn man denkt, man nimmt dann zu? Auch egal wie die Kindheit war, man kann sich sofort umprogrammieren und damit seine Lebensumstände verbessern.

Denken Sie einfach mal einen Augenblick darüber nach wo Sie noch Ausreden loslassen können.

Schuld

Jetzt werden Sie vielleicht denken: „Bevor das passiert ist, da hatte ich einen Job, eine Aufgabe, da war ich jemand ..." Schuldgefühle und ein schlechtes Gewissen sich selbst gegenüber helfen Ihnen im Moment nicht weiter. Auch andere Menschen dafür zu beschuldigen, dass Sie jetzt in dieser Situation sind, bringt Ihnen nichts mehr ein. Sie vergeuden nur die eigene kostbare Zeit damit, anderen oder sich Vorwürfe zu machen und zu grübeln. Schuld sind sowieso immer alle Beteiligten, und das ist dann die ganze Welt. Da jeder allerdings aus bestem Wissen und Gewissen gehandelt hat, gibt es gar keinen Schuldigen.

Zu streiten und sich zu ärgern kostet eine ganze Menge Kraft und schafft nur noch mehr Krankheit. Das ist viel Energie, die Sie besser für Ihre Heilung einsetzen sollten.

Es geht jetzt um Ihr Leben, was nützt es Ihnen, wenn sich am Ende herausstellt, dass Sie nicht schuld an dem Autounfall waren. Sie liegen trotzdem danieder und müssen aus dieser Situation heraus, niemand kann das für Sie tun, selbst wenn er wirklich dafür verantwortlich sein sollte. Freuen Sie sich lieber über jede Hilfe, die Sie bekommen können, um ihre Umstände zu verbessern. Zwingen Sie niemanden dazu. Was bringt Ihnen eine erzwungene Hilfe? Diese ganzen Emotionen, Ärger, Stress und Schuld sind eine große Belastung für Ihr Immun- und für Ihr Herz-Kreislauf-System. Viele Leute bekommen einen Herzinfarkt, weil sie Stress haben oder sich ärgern. Gedanken und Emotionen haben eine viel größere Wirkung und einen viel stärkeren Einfluss auf Sie, als Sie im Moment vielleicht glauben. Achten Sie darauf, beobachten Sie sich und andere. Wenn man einen Schuldigen sucht, dann landet man sowieso wieder bei Adam und Eva. Sie leben im Jetzt, und nur im Jetzt können Sie alles verändern.

Übung: Schuldvorwürfe finden

Notieren Sie bitte, wen Sie für schuldig halten an Ihrem Problem. Es sind meistens mehrere Umstände und Personen. Sie können sich auch selbst aufschreiben.

Schuld an meiner Krankheit sind:

Ich bin ganz allein schuld ...
Schuld ist der andere ...
Schuld hat mein Chef ...
Schuld war der Stress ...
Schuld hatte das Essen ...
...

Übung: Schuld vergeben

Befreien Sie sich und die anderen aus der Schuld und somit aus den negativen Energien, indem Sie sich selbst und den anderen vergeben und verzeihen.

Ich vergebe dir für ...
Ich verzeihe mir, dass ...

Das bedeutet nicht, dass Sie nicht Ihr Geld fordern sollten, wenn Ihnen jemand die Vorfahrt genommen und Ihr Auto beschädigt hat. Nein, das nicht, aber Sie können ihm verzeihen und denken: „Er ist ein Anfänger, er wusste es nicht besser, in Zukunft wird er besser aufpassen, auch wenn er das vielleicht mir gegenüber nicht zugeben will. Er bekommt seine Lektionen dafür von der geistigen Welt. Ich kümmere mich jetzt um meine Heilung und Besserung der Situation."

Die Menschen finden das Spiegelbild ihrer eigenen Fehler in anderen. Diejenigen, die Fehler bei anderen finden, kennen ihre eigenen Fehler nicht. Wie kann man einen Rülpser von Mangos bekommen, wenn man sie nicht gegessen hat? Der Rülpser, den man bekommt, hängt von der Nahrung ab, die man zu sich nimmt. Das Gute und das Schlechte, das ihr seht und erlebt, sind die Ergebnisse eurer eigenen Gedanken! Erkennt zuerst die Fehler in euch selbst und entledigt euch ihrer. Es ist eine große Sünde, andere zu kritisieren. Gott ist in jedem Menschen. Andere zu kritisieren, bedeutet also, Gott selbst zu kritisieren. Kritisiert niemanden und macht euch nicht lächerlich. Respektiert alle; nur dann werdet ihr respektiert werden! Wenn eure Gefühle gut sind, werdet ihr in jedem nur das Gute sehen.

Sathya Sai Baba, 14.4.1999

Das schlechte Gewissen

Meistens aber, wenn man Probleme hat, wird man von der ganzen Welt mit guten Ratschlägen und Meinungen geradezu überschüttet.

Viele dieser Ratschläge sind sehr hilfreich, man kann sie gut gebrauchen und freut sich darüber. Nur irgendwann häufen sich die Ratschläge und werden immer mehr, viele davon kann man im Moment nicht gebrauchen oder umsetzen, einiges hört man dann schon zum zehnten Mal. Ein Müllberg von unerfüllten Wünschen und Aufträgen sammelt sich, und das schlechte Gewissen schleicht sich ein. Dies ist eine Stauungsenergie, die bremst und unbeweglich macht. Wir haben schon darüber gesprochen:

… ich müsste das und das noch machen …
… das und das noch ausprobieren, jenes tun …
… das soll mir helfen …
… und dieses soll mir auch helfen …
… dahin soll ich gehen, dorthin zur Therapie …
… und dort soll ich das machen …

Alles das soll ich jetzt machen?
Ich habe aber nur das und das gemacht!

Dann kommen solche Gedanken, die immer mehr werden:
„Jetzt habe ich nicht genug getan, jetzt werde ich nicht gesund."

*Für jeden kommt der Zeitpunkt,
an dem er von seinem
Gewissen eingeholt wird.*
Federico Fellini

Übung: Das Gewissen klären

Eine ähnliche Übung hatten wir schon ganz am Anfang, wo es um zu viele Pläne und Wünsche ging. Schreiben Sie nun bitte alle Punkte auf, die Ihr Gewissen belasten.

Anschließend sortieren Sie die Punkte aus, streichen, denken um oder tun gleich etwas, um Ihr Gewissen zu beruhigen. Ihr Gewissen kann auch aufgebracht sein durch Ihr Fehlverhalten einem anderen Menschen gegenüber oder in Bezug auf eine Arbeit. Dies gehört alles dazu. Wenn Sie keine Lösung wissen, arbeiten Sie mit Affirmationen oder Energien wie Liebe und Dankbarkeit.

Ich muss ...
Ich soll ...
Ich habe ...
Ich habe zu wenig ...
Ich habe nicht ...
Ich hätte ...
Ich wollte ...
...

Gesundheit kann man nicht kaufen.
Man muss sich täglich neu um sie bemühen
und mit einer gesunden Lebensweise
für ihre dauerhafte Erhaltung sorgen.
Sebastian Kneipp

Manchmal sind viele Menschen, die einem diese Ratschläge geben, auch so sehr davon überzeugt, dass sie einem sogar drohen, wenn man jenes Gute nicht für sich tun will. „Na, du wirst ja sehen wie schlecht es dir geht, wenn du meinen Ratschlag nicht befolgst", wird gesagt. Dann wird das schlechte Gewissen noch größer, und die Angst wächst. Man überfordert sich vielleicht und erreicht genau das Gegenteil. Also, bleiben Sie ruhig, Sie tun ja, was Sie können. Wenn andere eben dieser Meinung sind, dann ist das eben deren Meinung und nur deren Meinung. Sie entscheiden letztendlich für sich. Hören Sie sich alles an, aber wenn Sie sich entscheiden, dann mit der Gewissheit, für sich im Moment das Beste getan und entschieden zu haben. Wer behauptet, Sie würden kränker, wenn Sie nicht befolgen, was er Ihnen rät, hilft Ihnen nicht, im Gegenteil.

Sie müssen zufrieden sein, Ihnen muss es besser gehen. Sie spüren und sehen als Erster, was Ihnen hilft, also können Sie auch am besten für sich entscheiden und bestimmen. Außerdem sind Sie der Einzige, der das richtig kann, denn Sie sind es, der Beschwerden hat und der letzten Endes auch diese Beschwerden heilt. Machen Sie nur so viele Pläne, wie Sie auch umsetzen können.

Zu viele unerfüllte Wünsche belasten das Nervensystem. Wie ein Computer, der zu viele Eingaben bekommt und überfordert ist, weil die Sachen nicht rechtzeitig abgearbeitet werden. Was sind Ihre Ziele und was haben Sie dafür getan? Machen Sie sich am besten eine Liste. Machen Sie täglich eine Revision, am besten abends, und planen Sie abends für den nächsten Tag.

Übung: (Mein) Das Problem

Notieren Sie hier die aktuellen Probleme, die Sie lösen möchten, und die Ziele, die Sie erreichen wollen. Ein Problem ist übrigens nichts anderes als eine Aufgabe.

Mein Problem ist ...
Meine Aufgabe ist ...

Übung: (Mein) Das Problem ist in Arbeit

Schreiben Sie jetzt auf, was Sie bereits zur Lösung des Problems getan haben, und loben Sie sich dafür.

Für diese Aufgabe habe ich getan ...
...

Fragen Sie sich, warum Sie für ein anderes Ziel nichts unternommen haben. Ist das Ziel überhaupt noch wichtig? – „Warum wollte ich das überhaupt machen? Wollte ich es gar nicht, hat mich jemand überredet?" – Streichen Sie alles, was Sie nach reiflicher Überlegung streichen können.

Zu dem, was dann noch übrig bleibt, überlegen Sie, ob Sie jetzt sofort noch irgendetwas dafür tun können, wenn ja, dann tun Sie es sofort. Wollen und können Sie den Rest auch morgen erledigen? Aber Vorsicht, verschieben Sie nicht zu viel auf morgen und auch nur dann, wenn Sie sicher sind, es morgen auch wirklich zu tun. Sonst sammelt sich für morgen wieder zu viel „Müll" an. Dadurch, dass Sie jetzt über Ihre Probleme und deren Lösungen, über Ihre Ziele und Wünsche nachdenken, haben Sie auch schon etwas dafür getan.

Übung: Die Problemlösung

Was müssen Sie noch tun? Schreiben Sie das bitte auf und auch, wann genau Sie dies tun werden.

Morgen früh muss ich noch das tun ...
Jetzt gleich muss noch jenes getan werden ...
Ich muss warten bis nächste Woche, bis zum Termin ...

So, bis zu diesen festgelegten Zeiten und Terminen hat Ihr Unterbewusstsein Ruhe, und Ihre Gedanken brauchen sich nicht mehr damit zu beschäftigen. Wenn Sie zu der angegebenen Zeit allerdings nicht das tun, was Sie sich vorgenommen haben, bekommen Sie neue Probleme.

Gehen Sie beruhigt schlafen. Freuen Sie sich an dem, was Sie heute alles erreicht haben, und darauf, was für ein schöner Tag morgen sein wird.

Wenn Sie an Ihren Tag zurückdenken, sollten Sie sagen: „Das war ein guter Tag, ich habe viel getan, das habe ich alles erreicht und dieses hat sich verbessert. Ich habe heute alles gemacht, was ich tun konnte, ich bin zufrieden mit mir."

Es gibt nichts,
vor dem du dich fürchten musst,
außer vor der Angst selbst.

Ängste und Sorgen

Wenn ich das und das nicht mache, dann werde ich dick bleiben. Ängste und Sorgen entstehen durch solche Gedanken und Selbstzweifel. Diese Gefühle sind richtige Magnete, die solche Energien anziehen, vor denen man Angst hat. Sie sind wie ein Saugrohr, das Ihnen das bringt, woran Sie in Panik denken, nämlich an Ihr Problem.

Übung: Ängste überwinden

Nehmen Sie sich Zeit und finden Sie die Lebenssituationen, in denen Sie Ängste haben. Lösen Sie diese mit den Übungen auf, die wir bis jetzt gemacht haben. Denken Sie um und verändern Ihre Lebenseinstellung dazu!

Ich fürchte mich davor, in den Spiegel zu schauen ...
Ich habe Angst vor der Zukunft ...
Ich habe Angst davor, die Übung nicht durchzuhalten ...
Ich habe Angst, nicht gut genug zu sein ...
Ich habe Angst, alles falsch zu machen ...
Ich habe Angst vor der Krankheit ...
Ich habe Angst, dass es mir genauso ergeht wie ...
...

Angst ist die größte Krankheit.
Sathya Sai Baba

Angst vor negativen Gedanken?

Wenn man sich in der spirituellen Entwicklung befindet, kommt so etwas meistens auf: Man hat Angst vor den negativen Gedanken der anderen Menschen, hat Angst davor, manipuliert und krank gemacht zu werden durch die Gedankenkraft von Dritten.

Sie brauchen keine Angst davor zu haben. Jeder wird ständig von Tausenden Gedanken beeinflusst. Die Welt denkt über die Deutschen, die Frauen, die Männer, die Autofahrer ... Das sind alles Gedanken, die Sie ständig belasten, allerdings stört Sie das überhaupt nicht. Und was für den einen ein negativer Gedanke ist, ist für den anderen vielleicht eine positive Kraft. Es kommt auf die Sichtweise an.

Der Einzige, der Sie wirklich manipulieren kann, sind Sie selbst, indem Sie solche Gedanken als wirksam deklarieren und Angst davor haben.

Solange Sie im Lichte sind, das Gute und Gesunde leben und ausstrahlen, wird Sie nichts anderes erreichen. Die Medienmaschinerie hat nur gewonnen, wenn Sie sich über ein Thema aufregen und mitschimpfen. Wenn Sie sich ärgern über die Blödheit anderer, sind Sie selbst so.

So ist das auch mit den Gedanken anderer: Begeben Sie sich auf das niedrigere Niveau und machen mit, indem Sie schimpfen, Angst haben oder böse sind, werden Sie mit diesen Energien konfrontiert. Allerdings werden Sie auch in diesem Fall kaum von den fremden Energien beeinflusst, sondern von den eigenen, die Sie dann aussenden.

Außerdem haben Sie immer noch andere Gedanken und Ihren Lebenswillen. Der ist immer stärker als ein dahergedachter Gedanke eines anderen.

Gibt man anderen Personen allerdings Macht über sich, muss man aufpassen. Das können beispielsweise Ärzte sein, denen man blind vertraut, oder Familienangehörige.

Ich werde immer wieder mit Menschen konfrontiert, denen gesagt wurde: „Ihnen kann keiner mehr helfen, Sie sind ein hoffnungsloser Fall."

Wenn der Betreffende der Person, die das geäußert hat, seine Eigenverantwortung und Macht abgegeben hat und ihr glaubt, wird dies auf jeden Fall so kommen.

Wenn Sie sagen: „Das ist nur eine Meinung eines Einzelnen oder einer Personengruppe, es gibt noch andere Meinungen", dann haben Sie sich davon befreit.

Übung: Manipulation erkennen

Volksmeinungen, Werbesprüche, Allgemeinwissen sind meistens nicht die Wahrheit und führen in die Krankheit. Seien Sie in Zukunft im Alltag aufmerksam auf solche Dinge. Nicht zu verwechseln mit Volksweisheiten!

- *Mit Nutella beginnt der Tag.*
- *Haribo macht Kinder froh.*
- *Zwischendurch eine Milchschnitte.*
- *Mit wenig Zucker.*
- *Krebs ist nicht heilbar.*
- *Genetisch ist nicht zu verändern.*
- *Ab 60 nimmt man zu.*
- *Im Alter wird man krank.*
- *Im Herbst kommt die Grippe.*

Glaubenssätze

Glaubenssätze sind Verallgemeinerungen persönlicher Auslegungen individueller Erfahrungen. Es sind Glaubenssätze über Ursachen, Bedeutungen und Einschränkungen. Sie können sich auf ein bestimmtes persönliches Verhalten, auf die eigenen Fähigkeiten, auf Identität und Zugehörigkeit, wie auf die Welt im Allgemeinen beziehen. Es sind feste Regeln, die Aussagen über Erlaubnis und Grenzen machen. Meist sind es Glaubenssätze, die eine „Ursache und Wirkung" oder eine „Entsprechungsbeziehung" enthalten.

Die am meisten verbreiteten Glaubenssätze lassen sich in die folgenden drei Kategorien einordnen:

1. Hoffnungslosigkeit
Der Glaube, dass das ersehnte Ziel unerreichbar ist, gleichgültig welche Fähigkeiten man besitzt und einsetzt. Menschen, die sich hoffnungslos fühlen, unternehmen auch keinerlei Schritte, die notwendig wären, um das erwünschte Ziel zu erreichen.

2. Hilflosigkeit
Der Glaube, dass es zwar grundsätzlich möglich ist, das angestrebte Ziel zu erreichen, aber man selbst dazu einfach nicht imstande ist und sein wird. Fehlt oder mangelt es also an einer Selbst-Wirksamkeits-Erwartung, so ist dieses übereinstimmend mit einem Gefühl von Hilflosigkeit, was ebenfalls zu Apathie und Passivität führt.

3. Wertlosigkeit
Der Glaube, dass es unmöglich ist, das ersehnte Ziel zu erreichen, weil man es nicht wert ist, nicht verdient oder weil man etwas Bestimmtes getan oder unterlassen hat. Die Konsequenz aus diesem Glauben besteht ebenfalls in Untätigkeit. Die tiefsitzenden Glaubenssätze sind die über unsere Identität und Zugehörigkeit.

Beispiele für solche einschränkenden Glaubenssätze sind z.B. "Ich bin nicht lebenstüchtig oder intelligent genug, ich bin ein Opfer, ich verdiene nicht glücklich zu sein. Die Welt ist schlecht, deshalb habe ich keine Chance." Die am schwierigsten zu erkennenden Glaubenssätze sind die, die den meisten Einfluss auf uns haben. Sie sind meist außerhalb unserer Wahrnehmung und werden deshalb nicht hinterfragt oder sind uns so selbstverständlich, dass wir nicht mehr darüber nachdenken.

Die bekanntesten Probleme, die aus Glaubenssätzen entstehen, sind die folgenden:

Endlosschleifen:
"Ich kann etwas solange nicht tun, bis ich weiß, dass ich es beherrsche, aber ich kann es nicht beherrschen, bevor ich es nicht getan habe."
"Ich bin nichts wert, weil ich nichts tue und ich kann nichts tun, weil ich nichts wert bin."

Widersprüche:
"Ich versuche mich so sehr zu schützen, dass ich mich ständig in riskante Situationen begebe."
"Ich versuche gut zu sein, werde aber immer mit "Negativem" konfrontiert.

Jegliche Form der Einschränkungen endet in einer tiefen Lethargie, die aber meist unbewusst erfahren wird.

 Befreien Sie sich von den Wickeln dieser Glaubenssätze.

In Ihrer Realität sind Sie der Mittelpunkt, der Einzige. Alles was Ihnen geschieht können Sie bewältigen.

Umgang mit Freunden und Bekannten

Wenn man nicht mehr so kann, wie es die Leute vorher gewohnt waren, erkennt man seine wahren Freunde. Das sind nämlich die, die jetzt noch übrig bleiben. Das sind die, die zu einem halten, einem helfen oder einen besuchen kommen, wenn man krank ist, und die einen motivieren.

Trauern Sie nicht um die anderen, die Sie nicht besuchen, das waren keine echten Freunde – und ein Kontakt zu ihnen hätte Ihnen nicht viel geholfen. Schimpfen Sie auch nicht auf die, die Sie nicht so oft besuchen, wenn Sie zum Beispiel im Bett liegen. Das Leben da draußen geht weiter, für Sie mag eine Woche wie ein Jahr sein, da draußen verrinnt die Zeit im Nu, und niemand merkt, wie schnell eine Woche vorbei ist. Wer noch nie selbst in einer solchen Situation war und sich nicht so viele Gedanken macht, wird wohl kaum verstehen, wie das für Sie ist. Haben Sie Verständnis, und versuchen Sie, Ihre Lage und Langeweile zu erklären. Ihre Freunde werden Ihnen dankbar sein.

Wenn es zum Beispiel um einen Krankenbesuch geht: Da gibt es den Besuch von Familienmitgliedern und Freunden, der Ihnen hilft und Sie aufbaut. Über den brauche ich nicht viel zu schreiben.

Wichtiger ist, was Sie mit den Leuten anfangen, die Sie belasten und Sie aufregen.

Ein Freund ist ein Mensch, der die Melodie deines
Herzens kennt und sie dir vorspielt,
wenn du sie vergessen hast.
Albert Einstein

Vielleicht haben Sie bislang noch nicht so darauf geachtet, aber Menschen, die Ihnen nur von ihren eigenen Sorgen und Nöten erzählen, ziehen Sie noch mehr in den Keller. Wer von Krankheiten und schlechten Nachrichten erzählt, gehört eigentlich sofort weggeschickt. Damit meine ich nicht die Nachrichten, die für Sie bestimmt sind und die Sie hören müssen. Vielleicht sind es die Sorgen der Familie, die vielleicht Ihre Hilfe braucht. Nein, damit meine ich die Leute, die nichts anderes zu tun haben, als über die Probleme und Krankheiten anderer Leute zu schwätzen, ohne dabei etwas Konstruktives beizusteuern, etwas zu verbessern oder einen Vorteil für Sie daraus zu ziehen. Wenn jemand etwas von einem anderen erzählt mit dem Ziel, dass Sie daraus etwas lernen und gewinnen können für sich, dann ist das selbstverständlich in Ordnung. Aber nur schlechte Nachrichten zu konsumieren, sollten Sie immer vermeiden. Suchen Sie sich Themen, die Sie aufbauen und Ihnen helfen.

Natürlich existiert nichts ohne Grund! Und wenn jemand Ihnen etwas sagt, was Sie nicht hören wollen, finden Sie den Grund dafür heraus. Warum regt Sie das auf, warum haben Sie Angst? Die beste Lösung ist, dass Sie hier den Grund bei sich selbst finden und auflösen. Jemand erzählt Ihnen die schlimmsten Gruselgeschichten, doch Sie stören sich nicht daran, sondern lachen darüber, während Sie bei einer anderen Kleinigkeit auf die Palme gehen. Woran liegt das? Finden Sie die Gedanken, die Sie zu diesem Thema haben und ändern Sie sie. Fragen Sie sich immer, warum.

Hier ein globales Beispiel: Sie denken, jeder, der ein rotes T-Shirt trägt, sei schlimm krank. Wenn jemand Ihnen sagt: „Du hast aber ein schönes rotes T-Shirt an", wird Sie das natürlich stören. Ein weiteres Beispiel: An einem bestimmten Ort oder zu einer bestimmten Zeit ist Ihnen einmal etwas sehr Unangenehmes passiert. Wenn jetzt jemand diesen Ort oder diese Zeit aus einem ganz anderen Grund anspricht, verbinden Sie dies mit der eigenen Situation von früher. Diese Erinnerung wird Sie jedes Mal neu belasten, wenn Sie das Stichwort hören. Das sollte nicht sein. Oder: Sie denken, jemand, den sie kennen, hat dasselbe wie Sie und ihm ist jetzt das Schlimmste passiert. Wenn Sie jetzt nicht denken: „Nichts ist genau gleich, was der andere hatte, war anders, und ich bin auch nicht der andere", sind Sie mit dem Schicksal des anderen verknüpft. Sie werden dann in dem Moment auf die gleiche Stufe gestellt und mit dieser Situation verbunden. So ist es auch beim Horoskop in der Zeitung. Es trifft jeden, der so ein Sternzeichen hat. Ändern Sie Ihre Gedanken darüber und Ihnen geht es sofort besser. Freuen Sie sich, dass Sie wieder etwas verändert haben.

Es gibt aber noch andere Möglichkeiten. Wenn Ihr Besuch nicht mit der Zeit etwas Sinnvolles bei Ihnen anzufangen weiß, beschäftigen Sie ihn. Schicken Sie ihn einkaufen oder etwas für Sie erledigen. Bestimmen Sie, was Sie hören möchten. Wenn es gar nicht anders geht, bitten Sie um Verständnis, dass Sie jetzt Ruhe brauchen.

Dann gibt es auch das Gegenteil von Besuch: Menschen, die sich zu viel Sorgen machen, einen zu sehr verhätscheln und einem das letzte bisschen Fähigkeiten auch noch abnehmen möchten. Wenn man sich daran gewöhnt, kann man bald überhaupt nichts mehr selbst. Natürlich ist das lieb gemeint, und diese Fürsorge ist auch notwendig und lebensrettend – eine bestimmte Zeit lang. Nur achten Sie darauf, etwas, was Sie wieder selbst erledigen können, auch sofort wieder selbst zu tun. Sagen Sie den Freunden, dass Sie das jetzt schon wieder selbst können, dass sie sich jetzt keine Sorgen mehr zu machen brauchen. Zu viel Angst und Sorgen von anderen halten einen fest, man bleibt eingeschränkt in seiner hilflosen Position. Auch hier ist es wichtig für alle Beteiligten, vorsichtig die goldene Mitte zu finden. Reden Sie mit Ihren Freunden darüber, sagen Sie, was Sie heute können und was nicht.

Seien Sie im Gegenzug nicht beleidigt, wenn Ihnen jemand nicht diese Art von offensichtlicher Fürsorge entgegenbringt. Vielleicht hält er sich absichtlich zurück, um Ihnen zu helfen. Wer nur ab und zu kommt und das nicht gewohnt ist, kann ihre Situation schlecht einschätzen.

Dann gibt es einige Leute, die sagen: „Du liegst krank im Bett, dir geht es gut, du willst ja nur von allen Menschen umsorgt werden." Ich weiß nicht, ob das für einen richtigen Kranken wirklich zutrifft. Der hat meistens kaum noch Freunde übrig, die ihm helfen. Wer zum Beispiel länger als vier Wochen liegen muss, kämpft mit seinem Kreislauf, seiner Kondition und Kraft, spürt, wie es ihm immer schlechter geht und seine körperliche und geistige Leistungsfähigkeit schwindet. Er merkt, wie er seine Umgebung durch die dauernde Pflege belastet. Er strengt sich an und versucht alles, um aus dieser Situation herauszukommen. Sich über solche Bemerkungen aufzuregen, ist hier wohl fehl am Platze, stehen Sie darüber. Vielleicht will Sie auch nur jemand ärgern und aufziehen, damit Sie schneller gesund werden.

Wenn ihr Gutes tut,
erhaltet ihr Gutes
von den Menschen eurer Umgebung
und vom universalen Wesen, Gott.
Wenn ihr Schlechtes tut,
erhaltet ihr Schlechtes.
Das Göttliche widerhallt,
widerspiegelt und reagiert nur;
Gott hat keine Lieblinge und keine Vorurteile.

Sathya Sai Baba

Gesunde Lebenseinstellung

Optimist – Pessimist

Hier noch eine zusammenfassende Bemerkung über „gesund" und „krank". Wie Sie schon erfahren haben, sind „gesund" und „krank" nur Begriffe, Urteile und Meinungen. Wenn Sie etwas schön finden, meint ein anderer dazu vielleicht, dass es gerade nicht schön aussieht. Sie sagen: „Das ist aber groß", während der Nächste das Urteil „Ach wie klein" abgibt. Sie sagen „zu dick", der andere meint „schlank".

Das Glas Wasser kann halb voll oder halb leer sein. Es kommt auf die Sichtweise an. Was hört sich besser an, ein noch halb volles Glas oder ein halb leeres Glas? Was gefällt Ihnen besser, gesund sein oder krank sein? Fett oder schlank? Es gibt immer jemanden, für den Sie sehr gesund sind, er sieht sich vielleicht als noch kränker an. Einer bezeichnet sich schon als krank, wenn ihn eine Mücke gestochen hat, oder als dick mit Kleidergröße 38 ...

Ein Optimist ist immer fröhlich und gut gelaunt, er meistert sein Leben und hat Spaß und Freunde. Der Pessimist dagegen schadet sich und der Welt den ganzen Tag. Er zieht alles runter auf eine niedrige Schwingung.

Eine gesunde Lebenseinstellung führt immer zu Gesundheit.

Bewahren Sie sich diese im Herzen und im Wesen, dann erreichen Sie das Paradies auf Erden.

Also, seien Sie gesund!

Suche nicht nach Fehlern, suche nach Lösungen.
Henry Ford

Und was glauben Sie?

Krankheit ist nur ein Mangel an Liebe

Man spricht bei euch viel von Gesundheitswesen beziehungsweise gesundheitlicher Versorgung. Ehrlich gesagt sehe Ich da nicht viel Gesundheit. Euer Gesundheitswesen und die dahinter stehende Philosophie sind selber krank. Dies wird besonders an den Ärzten deutlich. Es gibt nicht wenige Ärzte, die sich mit Herz und Verstand für ihre Patienten einsetzen und wirklich ihr Bestes geben. Viele Ärzte aber benehmen sich so, als wären sie eine Mischung aus Bankdirektor und Metzger. Es geht ihnen primär um Geld, Ansehen und darum, genug Zeit für ihre Hobbys oder ihre Karriere zu haben. An letzter Stelle dieser Aufzählung stehen erst die Patienten. Von Opfergeist, von Dienst am Nächsten, geschweige denn von Liebe ist bei diesen Ärzten kaum die Rede. Wie schrecklich, dass diese Menschen das Sagen haben!

Und kein Wunder, dass sie nicht in „Gesundheits-"Häusern, sondern „Kranken-" Häusern tätig sind. Was in fast allen Ländern fehlt, ist Liebe! Zudem ist die Vorstellung weit verbreitet, man könne Liebe durch Leistung ersetzen. Dies ist ebenso abwegig, als wolle man einen Toten dadurch wieder zum Leben erwecken, dass man ihm gut zuredet!

Anstatt Liebe durch Leistung ersetzen zu wollen, sollten die Ärzte vielmehr lernen, dass Krankheit einen Mangel an Liebe darstellt. Die Liebe wiederum aber nicht hoch professionelles Wissen und Können ersetzen kann! Kranke Menschen brauchen Liebe, Verständnis und Zu-Wendung. Nur wenn sie dies begreifen, werden Ärzte ihren Patienten wirklich helfen können. Darüber hinaus müssen sie einsehen, dass Liebe durch technisches Wissen zu ersetzen nicht anders ist, als baute man für ein Auto ein phantastisches Getriebe, vergäße aber den Motor. Ohne Liebe und ohne Anbindung an Gott wird es keine Heilung geben. Mögen die technischen Mittel noch so ausgeklügelt sein.

> Dein Weg als Arzt sollte deshalb vom **good doctor** zum **God doctor** - vom **guten Arzt** zum **Göttlichen Arzt** gehen.

Dann bist du ein Segen für dich und deine Patienten. Die Welt steht an einem entscheidenden Punkt. Dies ist richtig. Die Welt ist aber andererseits noch nie mit so viel Segen bedacht worden wie zurzeit.

Es sind so viele wunderbare Seelen auf Erden, die nichts anderes als Positives für die Welt, für die Menschen und für das Erhöhen des Bewusstseins tun. Die Welt ist damit wirklich beschenkt! Es gab noch nie eine Zeit, in der ein solches Heer an Himmlischen Kräften für die gesamte Menschheit beziehungsweise alle Lebewesen wirkte. Du lebst damit in einer einzigartigen Zeit. Dir ist eine wunderbare Chance geboten, die in dieser Form nie wieder kommen mag. Nütze diese Gelegenheit. Befolge die Lehren der Heiligen. Zweifle nicht daran, dass Ich dir helfen werde. Befolge, was Ich sage. Nütze die enorme spirituelle Kraft, die zurzeit auf Erden ist, und du kannst erreichen, was du niemals für möglich gehalten hast.

Lebe im Jetzt. Konzentriere dich auf die Gegenwart, denn nur sie IST. Alles andere ist dagegen nicht: Die Vergangenheit nicht, weil sie nicht mehr ist. Und die Zukunft nicht, weil sie noch nicht ist. Der Mensch verschwendet sein Leben, weil er nicht in der Gegenwart lebt. Er hängt an der Vergangenheit und möchte sie ständig in die Gegenwart hinein nehmen. Du kannst aber nichts leben, was nicht mehr ist. So wie du nicht in einem Haus überwintern kannst, das nicht mehr steht. Siehst du, deshalb ist das Leben in der Vergangenheit so gefährlich: Du sitzt - um im Beispiel zu bleiben - auf dem blanken Boden und meinst, in deinem früheren Haus zu sein. So verständlich dieser Wunsch sein mag, weil dir dein Haus vielleicht viel bedeutet hat, so hindert dich das Leben in der Vergangenheit daran, jetzt zu sehen, dass du kein Haus hast und dass du eins bauen musst, wenn du den Winter gut überstehen willst. Ebenso verhält es sich mit der Zukunft: Es nützt nichts, wenn du träumst, du hättest das Haus bereits, das noch nicht gebaut ist. Du musst planen, du musst jetzt gestalten, du musst die realistischen Möglichkeiten und Notwendigkeiten sehen und berücksichtigen. Träume sind gut - sofern sie dich motivieren, die Gegenwart zu gestalten. Denn die Gegenwart, das Jetzt, ist dein höchstes Gut, das nie wieder kommen wird. Achte die Gegenwart über alles, denn in ihr allein kannst du Gott finden. Natürlich ist Gott alles. So auch die Vergangenheit und die Zukunft. Finden kannst du Ihn aber allein in der Gegenwart. Denn sie allein ist!

Und Gott ist das absolute IST, das allumfassende Sein.
Die unendliche Kraft der Gegenwart.

Mit dem Jahr 2011 hat das Jahr der Heilung begonnen.

Die Heilung der Erde und die Heilung der Menschen. Intensive und tiefgreifende Veränderungen stehen bevor bzw. sind dabei, sich zu entwickeln. Veränderungen, welche mit der Erde geschehen, aber auch in uns und mit dem Leben, so wie wir es bisher kannten und gewohnt waren. Alles wird einer intensiven Prüfung auf Reinheit und Wahrhaftigkeit unterzogen und nichts, was nicht mit dem göttlichen Willen in Übereinstimmung schwingt, wird bestehen bleiben.

Eine Veränderung unseres Bewusstseins, unseres Denkens, unserer Wertvorstellungen, Ansichten und unserer Gefühle ist dringend notwendig - es ist keine Zeit mehr zu verlieren, wir sind bereits mitten drin und es bleibt keine, überhaupt keine Zeit mehr zu zögern auf dem Weg, in die Einheit mit uns Selbst und allem Leben zurückzukehren. Doch das Gefühl der Einheit mit allem Leben und den Menschen muss zuerst in uns selbst geboren werden, in dem Gefühl der Verbindung mit allem Leben, mit der Erde, mit allen Tieren und Pflanzen und auch mit unseren Mitmenschen. Denn alles Leben ist miteinander verbunden, und die Verbindung zwischen uns heißt: „Gott".

Zögert nicht mehr damit jegliche Wertung (Auf- und Abwertung) anderer Menschen und ihrer Taten, Charaktere usw. aufzugeben, denn in allen Menschen wohnt das Göttliche und kommt in seiner Vielfalt durch sie zum Ausdruck. Nur über diese durch uns selbst gelebte Erkenntnis können wir die Illusion des Getrenntseins durchdringen und die Einheit hinter allem erkennen, können wir selber in die Einheit in uns und auch mit uns selber zurückkehren, in den Frieden mit uns Selbst, in unseren geheiligten Herzensraum, dort, wo Gott in unserm Herzen wohnt, denn das Göttliche kennt keine Trennung, ist jenseits aller Dualität.

Wendet euch nach Innen und sucht dort nach der Wurzel aller Schwierigkeiten, denn alles, was uns im Außen und an unseren Mitmenschen stört, spiegelt uns eine Wunde, die in uns selber verborgen liegt und nun geheilt werden möchte. Akzeptiert diese Wunde in euch selbst, in dem ihr euch so akzeptiert wie ihr seid, denn mit der Heilung eurer eigenen seelischen Wunden heilt ihr ein Stück dieser Welt, denn alle sind wir winzige Puzzleteile eines großen Ganzen, welches momentan dabei ist, sich selber zu heilen.

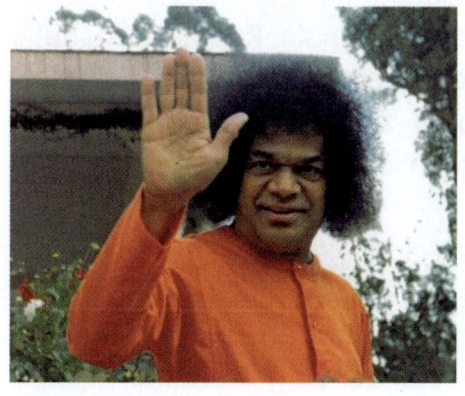

Wir brauchen nur mitzugehen, mit dem intuitiven Gefühl in uns, welches uns zu unserer inneren göttlichen Mutter zurückruft, und mit unserem intensiven Wunsch nach tiefer Heilung in uns Selbst.

Sathya Sai Baba

Gedanken lesen

Als Kind interessierte ich mich immer schon für Paranormales und Außergewöhnliches. „Zufälligerweise" schaltete ich immer genau dann den Fernseher ein, wenn Berichte über solche Dinge zu sehen waren. Zufälle gibt es natürlich nicht, denn das waren meine geistige Führung und meine Absichten, die mich dies tun ließen. Es passte immer perfekt.

In diesem Buch beschäftige ich mich ja hauptsächlich mit den eigenen Gedankenkräften und nicht mit höheren Energien und Gedankenformen, die uns begleiten und auch mit beeinflussen. Aber Sie haben bestimmt schon jetzt erkannt, dass es alles gibt und alles möglich ist.

Damals kam auch eine Sendung über einen Yogi – leider weiß ich seinen Namen nicht mehr –, der Gedanken lesen konnte. Er demonstrierte es dort vor laufender Kamera. Die Moderatorin öffnete einen Umschlag mit einem Satz und dachte ihn. Der Yogi, der übrigens noch andere unvorstellbare Sachen vorführte, las ihre Gedanken und sagte den Satz auf. Es war einfach großartig und faszinierte mich sehr.

Das Ganze war so von dem Fernsehsender gemacht und beaufsichtigt worden, dass man nicht schummeln konnte. Ich hatte auch keine Zweifel daran, hatte ich doch Ähnliches schon selbst erlebt und begann von da an täglich zu üben. Ich übte, die Gedanken anderer zu lesen, und tatsächlich funktionierte es.

Gedanken lesen wird nach dem Handyzeitalter sicherlich als nächstes kommen. Einige sagen, das Handy soll eine geistige Vorübung für die Menschen sein, um sich an die ständige Erreichbarkeit und Verbindung untereinander zu gewöhnen.

Übung: Gedanken lesen

Um Gedanken zu lesen, ist eine hohe spirituelle Einstellung nötig. An dieser Stelle würde ich es auch einmal Neutralität nennen.

Sie brauchen eine ganz feine Eigenschwingung, denn Gedanken sind wie ein feiner und zarter Hauch, ganz fein und leicht. Ihr eigener Radiosender muss sich auf die höchsten Frequenzen einstellen.

Solange Sie Erwartungen haben in Bezug auf das, was der andere denken könnte, funktioniert es nicht, da Sie mit den Erwartungen den Empfang blockieren.

Wenn Sie eigene Gedanken in Bezug auf die Gedanken des anderen haben, geht es auch nicht, da Ihre Gedanken die Gedanken des anderen übertönen. Auch andere eigene Gedanken verhindern die Möglichkeit, die wahren Gedanken des anderen richtig zu lesen.

Wenn Sie aus egoistischen Motiven Gedanken lesen wollen, etwa um den anderen auszuspionieren oder zu ärgern oder um damit anzugeben und so weiter, werden diese groben negativen Gedanken Sie hinunterziehen. Sie erreichen dann nicht die feine Schwingung des Beobachtens oder der universellen Liebe, die dafür nötig ist.

Also seien Sie einfach neutral, neugierig und wachsam.

Mir gelang so etwas zum ersten Mal in meiner eigenen Krankheitszeit richtig. Als ich Zeit hatte und viel in Wartezimmern von Ärzten herumlag. Dort konnte ich ganz fein und ruhig werden, warten, beobachten und die geistigen Gespräche der Arzthelferinnen und anderen Patienten wahrnehmen.

Die Gedanken des anderen hören sich fast so an wie seine Stimme. Es gibt viele Gedanken, die meistens irgendwie von außen als ganz feine Impulse in das Energiefeld eindringen. Damals, als ich im Training war, konnte ich sogar hören/sehen, welche Gedanken der andere Mensch überhaupt hatte. Es sind viele pro Sekunde, man muss ganz hellhörig, wach und aufmerksam sein. Ich konnte sagen, welche er davon aufnahm und welche er gleich aussprechen würde. Heute fließen diese und ähnliche Wahrnehmungen bei mir in den Alltag mit ein und ich lese Gedanken vor allem bei den Geistheilungsbehandlungen.

Ich würde Ihnen auf jeden Fall empfehlen, Gedanken lesen zu üben. Es erleichtert das Miteinander, schafft ein besseres Verständnis und hebt Sie auf eine höhere Schwingung. Das Leben wird leichter und verständnisvoller.

Üben Sie einfach mal, ruhig, wachsam und neutral zu sein. Begeben Sie sich in eine liebevolle Schwingung mit höchster Aufmerksamkeit und warten Sie geduldig. Warten und beobachten und frei sein von anderen Absichten oder Zeitdruck. Sie brauchen sich nicht auf den anderen zu konzentrieren. Wenn Personen in der Nähe sind, hören Sie die Gedanken sowieso. Die Absicht, die Gedanken zu lesen, genügt völlig. Sie können auch die Gedanken von Pflanzen und Tieren wahrnehmen, allerdings dann mehr in Form eines Wissens oder Gefühls, da sie eine andere Sprache sprechen. Natürlich haben Sie ein höheres Selbst, das Ihnen diese Sprache übersetzen kann, dann ist es aber nicht mehr Gedankenlesen, sondern Channeln.

Als Vorübung empfehle ich Ihnen auf jeden Fall, das Nichtdenken zu üben, allerdings gibt es viele verschiedene Ebenen des Denkens und des Wahrnehmens. Ob man wirklich nicht denken kann, das ist noch umstritten. Ich selbst erlebe das Nichtdenken als eine Art des Wissens und des Beobachtens, eines Existierens in der Welt hinter den Gedanken.

Dort wird man auch auf irgendeine Art und Weise denken, aber das Nichtdenken der menschlichen Gedanken geht auf jeden Fall. Durch einige Zeit des Nichtdenkens werden Ihre Gedanken klarer und neutraler. Sie lernen, die richtigen Gedanken zu erkennen und die unerwünschten einfach nicht zu denken.

Auch werden durch das Weniger-Denken Ihre übrigen Gedanken stärker, weil Sie einfach weniger Gedanken denken und mehr Kraft für die anderen Gedanken übrig haben. Ich würde es mal so ausdrücken: Sie produzieren weniger Gedankenmüll. Deswegen setzen sich auch Gedanken von Geübten und Geistheilern viel schneller in die Realität um, weil diese einfach kräftiger und gezielter sind.

*Kraft kommt nicht aus körperlichen Fähigkeiten,
sie entspringt einem unbeugsamen Willen.*
Mahatma Gandhi

Übung: Nichts denken

Es gibt verschiedene Methoden, nichts zu denken. Am besten ist, Sie machen das abends oder morgens im Bett. In einem Zustand zwischen Wachsein und Schlafen sind die beiden Gehirnhälften ziemlich ausgeglichen, und auch Sie selbst sind sehr ruhig und ausgeglichen und dabei dennoch wach und aufmerksam. Das sind alles Eigenschaften, die Sie zum Nichtdenken oder zum Gedankenlesen benötigen.

Sie können dann einfach Ihre Gedanken beobachten und diese nicht zu denken üben. So lange, bis es immer weniger und weniger Gedanken in Ihrem Kopf werden und diese sich irgendwann ganz einstellen. Halten Sie den Zustand so lange wie möglich.

Eine andere Methode ist es, den Kopf nur mit einem Gedanken zu füllen. Also mit einer Affirmation oder einem Wort. Wiederholen Sie ständig den gleichen Satz, so schnell und so oft, dass keine Zwischengedanken möglich sind. Irgendwann werden Sie in den Zustand des Beobachtens gelangen, was bis zur Erleuchtung führen kann, und dieser eine Gedanke wird sich auflösen. Sie können auch auf Gefühle achten oder auf Ihre Atmung. Beobachten Sie etwas, ohne zu denken, und vertiefen Sie sich darin.

Nachher werden Sie sich in einer wunderbaren, angenehmen Schwingung wiederfinden. Vermeiden Sie dann allerdings, Negatives zu denken, denn alle Gedanken, die Sie anschließend haben, sind viel stärker geworden und werden sich schneller verwirklichen.

Sei eine Sonne,
die den ganzen Tag strahlt.
Lasse Deine Strahlen den ganzen
Tag GUTES tun!
Jeder, der Dir begegnet, soll von
Deinen Strahlen erwärmt werden.
Jeder der traurig ist,
soll von Deinen Strahlen erhellt werden.
Kannst Du Dir vorstellen,
wie viel Du zu tun hast,
um diese Aufgabe zu erfüllen?
Daher beginne gleich!
Hast Du dies zu Deiner Lebens-Aufgabe gemacht,
dann bist Du der glücklichste Mensch auf der Welt!
Jeder Strahl in Dir ist Gott!

Anne Hübner

Ein Ritual zur Dornwarzen Besprechung

*Sofortige Befreiung und völlige Ausheilung
Nach wenigen Tagen.*

An Neumond, wenn kein Mond am Himmel zu sehen ist (Kalender), geht man im Dunkeln ins Freie und bittet die geistige Welt, den lieben Gott oder seinen eigenen Schutzengel darum, dabei zu helfen, dass die schmerzhaften Warzen für immer verschwinden.

*Man sagt folgendes:
"Was klein ist, soll kleiner werden und
was groß ist, soll größer werden!!!"*

Dabei stellt man sich vor, dass die kleine Warze wegschrumpft und die Fußhaut größer wird und die Füße völlig glatt umschließt. Die Warze ist nicht mehr da.

*Dies plappert man aber nicht nur daher,
sondern fühlt sich in dieses Geschehen hinein.
Man sieht den Vorgang förmlich vor Augen und verinnerlicht.
Man bedankt sich!*

*Es wird geschehen!
Es geht immer!
Glaubt fest daran!*

*Dornwarzen an den Füßen
sind manifestierte Zukunftsängste.
Behinderung des Voranschreitens durch geistige Konflikte.*

Anne Hübner

Geisteskräfte

 Übung: Geisteskräfte täglich nutzen durch sprechen oder denken

Beispiele für Geisteskräfte:
- Mut
- Stärke
- Gesundheit
- Liebe
- Freiheit
- Frieden
- Ordnung
- Harmonie
- Gelassenheit
- Ausdauer
- Freude
- Rechtschaffenheit
- Hoffnung
- Wahrheit
- Güte
- Dankbarkeit
- Kraft

Selbsterkenntnisse:
- Ich bin wichtig
- Ich bin liebenswert
- Ich bin gut genug
- Ich bin erfolgreich
- Ich bin stark
- Ich schaffe alles
- Meine Familie, Vater, Mutter, Kinder … liebt mich
- Ich erreiche meine Ziele
- Gott liebt mich

Lebensbejahende Glaubenssätze:
- Ich freue mich auf jeden Tag
- Mut und Selbstwert bestimmen mein Leben
- Überall finde ich Gutes für mich
- Ich vertraue und akzeptiere mein Vorwärtsgehen
- Ich habe meine Vergangenheit bewältigt
- Ich bin innerlich frei
- Ich stehe sicher im Leben
- Ich habe allen vergeben
- Ich bin ganz in meiner Mitte
- Ich gehe gerne neuen Erfahrungen entgegen
- Das Leben unterstützt mich
- Freude ist in mir
- Ich weiß, dass Liebe alles heilt
- Ich stehe unter göttlichem Schutz
- Ich bin willens, mich zu wandeln
- In mir ist Gleichgewicht und Harmonie
- Ich bin sicher in meinen Emotionen
- Mein Denken ist Frieden und Harmonie
- Geistige Kraft ernährt mich
- Ich kenne die Kraft von Gewissenhaftigkeit
- Meine Gedanken sind voller Mitgefühl und Verständnis
- Ich nehme mich an, wie ich bin
- Ich habe die freie Wahl, meinen Weg zu bestimmen
- Glaube und Gottvertrauen sind in mir

Am Anfang war das Wort,
das Wort, es war bei Gott und
dieses Wort war selber Gott.
Im Anfang schon war es bei Gott.
Und alles ist durch es, nichts ohne es geworden,
was geworden ist.
Das Leben war in ihm,
das Leben war der Menschen Licht.

Übung: Das Wort „Kraft"!

Durch das gesprochene Wort „Kraft", sendet man auf diese Weise pure Energie zu den Gemütskräften, die in wichtigen Körperbereichen liegen. Reine Kraft, ist die größte Kraft des Universums, nämlich die bewusste Kraft der Gedanken. Das konzentrieren auf das Wort „Kraft" hilft, diese mächtige Heilkraft auszulösen, so dass sie ihr vollkommenes Werk an Geist und Körper des Menschen vollbringen kann.

So spricht die „Kraft":

- Alle Kraft ist Dir jetzt gegeben, in Deinen Geist und Körper und in Deine Angelegenheiten!
- Gottes Kraft wirkt jetzt durch Dich und befreit Dich von jeglicher negativen Beeinflussung!
- Dein ist alle Kraft, Deine Gedanken im Zaum zu halten, Deinem Körper neues Leben zu geben, Erfolg zu haben, und andere zu segnen!
- Du bist stark im Gott und in der Macht seiner Stärke! Als Jesus mit lauter Stimme bejahte: „Lazarus komm heraus …", gehorchte Lazarus und erschien, lebendig und gesund.
- Du bist ein Gottes Kind und hast jetzt Herrschaft über alle Angelegenheiten in Deinem Leben, Kraft, Kraft, Kraft, gehört Dir jetzt.
- Dein Herz wird von göttlicher Liebe regiert. Dein Herz ist frei von allem Leiden und aller Furcht.
- Dein Herz ist jetzt von jeglichem Missverständnis, von Bitterkeit, Zweifel, Depressionen, unharmonischen Zuständen, gereinigt. Dein Herz ist frei!
- Dein Herz steht in direkter Verbindung zu Gott, göttliche Liebe heilt Dich in diesem Augenblick!

Dankbarkeit

Dankbarkeit ist eine sehr wichtige Gedankenform und eine hohe Schwingung. Deswegen zum Schluss noch einmal eine Übung damit.

Mit einem Danke zeigen Sie der Außenwelt, dass Ihnen das gefallen hat, was Sie von dort bekommen haben. Die Dankbarkeit ist ein Richtungsweiser für alle. Mit ihr nehmen Sie die Energien, die Sie bekommen, an und somit auch in sich auf. Durch Dankbarkeit senden Sie auch wieder Energie aus, die Ihnen in Zukunft weitere dankenswerte Dinge beschert. Mit Danke erkennen und nehmen Sie es an. Sie schaffen dadurch auch einen energetischen Ausgleich. Sie geben Freude und Anerkennung zurück. Wer nur nimmt und nimmt, ohne sich zu bedanken, und nichts als Ausgleich zurückgibt, wird bald nichts mehr erhalten.

Auch wandeln Sie mit Ihrer Dankbarkeit alles Negative um, was vielleicht noch in der erhaltenen Gabe vorhanden ist. Mit Ihrem Dank erkennen Sie das Gute und Göttliche an und verstärken es. Sogar dann, wenn Sie zu einer negativen Situation Danke sagen, wird sie sich in eine positive umwandeln. Nichts geschieht zufällig, und es ist nur Ihre Sichtweise, die Sie im Moment begrenzt und Sie undankbar sein lässt. Im Grunde ist alles gut, was Ihnen geschieht, Sie haben es selbst herbeigeführt. Seien Sie dankbar für alles. Nehmen Sie das Leben somit als etwas Wertvolles und Wunderbares an. Es wird sich dadurch immer mehr dazu verwandeln.

Seien Sie dankbar für Ihr Essen, für Ihren Körper, für Menschen, die Ihnen begegnen, und freuen Sie sich.

Das Tischgebet ist eine sehr schöne Sitte, sich für sein Essen zu bedanken und es damit zu segnen (energetisieren). Wie Sie jetzt wissen, wird damit auch die Schwingung der Nahrung erhöht und deren Gesundheitswirkung verstärkt. Vielleicht führen Sie es wieder ein.

Übung: Dankbar werden

Schreiben Sie nun alles auf, wofür Sie nicht dankbar waren. Schreiben Sie direkt diese Erinnerungen in Positives um und zeigen dafür Verständnis. Bekunden Sie Ihre Anerkennung durch das jetzige Aufschreiben dieser Situationen und ändern Sie somit Ihre Haltung dazu.

- *Du hast damals dein Bestes getan, ich danke dir dafür.*
- *Danke, dass ich das erlebt habe, ich werde in Zukunft besser aufpassen, dass mir das nicht mehr passiert.*
- *Danke, dass ich noch lebe, es hätte schlimmer kommen können.*

Übung: Dankbar sein

Schreiben Sie hier alles auf, wofür Sie sich heute noch nicht bedankt haben. Bekunden Sie den Dingen oder Situationen gegenüber Ihre Anerkennung und Dankbarkeit durch das jetzige Aufschreiben.

Bedanken Sie sich vor allem für Alltägliches und Selbstverständliches. Diese Dinge haben vor allem Ihre Anerkennung nötig.

Ich bin dankbar für mein Essen ...
Ich bin dankbar für den schönen Tag ...
Ich sage Danke zu ...
Ich habe mich sehr gefreut über ...

Danke für ...
Danke, Gott, ...
...

Danke für alles!

Bei der Gelegenheit:

Vielen lieben Dank „an Sie" liebe Leser!

Danke, dass Ihr mir Eure Zeit geschenkt habt,
danke das Ihr mir vertraut und
Danke Euch, dass Ihr Euch dem Training
Eures Geistes gewidmet habt.

Hiermit möchte ich auch
meinen Eltern und
meiner Großmutter,
Anne,
meinen Freunden
für ihre Liebe,
Hilfe und Mitwirkung
an diesem Buch
danken!

Zur Autorin

Tanja Aeckersberg
Heilpraktikerin und anerkannte Geist-Heilerin
Seminarleiterin REIKI Meister/Lehrerin
Geistige Wirbelsäulen-Heilerin und Lehrerin
Physiotherapeutin, int. Parapsychologin
Bestseller Buch-Autorin uvm. im Gesundheitsbereich

Tanja Aeckersberg wurde **1969** in Wiesbaden geboren. Eine starke Wirbelsäulenverkrümmung führte sie schon als Kind in den Bereich von Gesundheit und Heilung.

Nach ihrem Realschulabschluss machte sie eine Ausbildung zur **Arzthelferin** und MKA. 1990 bildete sie sich zur Krankengymnastin und **Physiotherapeutin** weiter. Offen für neue Therapien, spezialisierte sie sich im Bereich Orthopädie und **Psychosomatik**, leitete Wirbelsäulen- und Skoliosegruppen und bildete Therapeuten aus, um die Erfahrungswerte ihrer eigenen Betroffenheit weiterzuvermitteln, denn längst hatte sie erkannt, das es für Wirbelsäulenprobleme nur sehr begrenzte Heilmöglichkeiten gab. In dieser Zeit, immer auf der Suche nach Verbesserungen, absolvierte sie noch zahlreiche **Zusatzausbildungen**, unter anderem: Manuelle Therapie, Chirotherapie, Reflexzonentherapie, Rückenschulleiterin, Feldenkrais-Methode, Wasser- und Bewegungstherapie sowie eine zweijährige Schulung zur Shiatsu-Therapeutin.

Danach folgten verschiedene Ausbildungen in **alternativen Heilverfahren** unter anderem auch Edelstein- und Bachblütentherapie und natürliche Ernährung, die zu einer erstaunlichen Verbesserung ihres Allgemeinbefindens führten. Dennoch kam es 1994 zu einem schweren Bandscheibenvorfall, dessen Operation missglückte, was zu einem langen Leidensweg führte. Trotz schwerster Betroffenheit bildete sie sich zwei Jahre zur **Heilpraktikerin** weiter und bekam 1997 ihre staatliche Erlaubnis. Es sollte aber noch mehr sein!

So schulte sie sich weiter in den verschiedensten alternativen und geistigen Heilmethoden, unter anderem in Wahrnehmungs- und Gedächtnisentwicklung, und erlernte die Psychometrie. Dies alles führte zu einer großen Bewusstseinserweiterung. Der anschließende Kontakt mit der anerkannten Heilslehre Reiki (Zutritt zu unserer universelle Lebensenergie) brachte sie ganz nah ans Ziel ihrer Wünsche: „Das geistige Heilen". 1996 schloss sie die Ausbildung mit dem **Reiki Meister- und Lehrer-Grad** ab, um diese einzigartige göttliche Hilfe an die Menschen weiter zu geben. Auf dem Pfad der Geistheilung, erhielt sie 1998, nach dreijähriger Ausbildung, ein Diplom in **Integraler Parapsychologie**. Anschließend, 2002 bis 2004, absolvierte sie **Heilerausbildungen** bei Horst Krohne, Anne Hübner und Pjotr Elkunoviz, die ihr in Heiler-Ausbildungen dazu verhalfen, dass ihre Berufung, den Menschen wirkliche, sinnvolle Hilfe und Heilung zu bringen, zu ihrem Beruf wurde.

Die eigene Heilung fand sie im geistigen Bereich durch energetische Heilmethoden, zu denen Anne Hübner (Geistheilerin) mit ihren Heilwundern vor allem durch die geistige Beckenschiefstandskorrektur mit Wirbelsäulenaufrichtung den wesentlichsten Beitrag leistete.

Aus ihrem innigsten Wunsch heraus wurde sie selbst 2003 von Anne und Pjotr zur **Wirbelsäulenbegradigungstherapeutin** ausgebildet und von Anne Hübner in die geistige Alchemie (Entstörung, Entstrahlung von Elektrosmog) eingeweiht, sowie 2012 in den Lehrergrad für die Geistige Wirbelsäulenaufrichtung. Die Möglichkeit, bei den Menschen das schiefe Becken, die unterschiedlichen Beinlängen und die krummen Wirbelsäulen in Sekundenschnelle mit der Kraft des intelligenten Geistes dauerhaft aufzurichten, ohne den Menschen berühren zu müssen, sieht sie als die Krönung ihrer Befähigungen im Dienste an ihrem Nächsten und dessen ganzheitlicher Heilwerdung an. Dies hat sich bereits Millionenfach bewiesen. Der Sieg über die Volkskrankheiten ist vollbracht.

Der unermüdliche Einsatz, helfen zu wollen, setzte sich auch in anderen Bereichen durch. So machte sie 2001 als Kinder-**Spiele-Autorin** für ihre bewusstseinserweiternden Gesundheits- und Lernspiele von sich reden und 2002 als **Buch-Autorin** („Gedankendiät"). Eine Auszeichnung und Prämierung waren der Lohn für ihre außergewöhnlichen, zukunftsorientierten Hilfen, die den Menschen wichtige Wegbegleiter sind. 2007 erschien ihr ebenfalls prämiertes Buch „Spirituelle Rückenschule", mit dem sie ganz neue Dimensionen im Heilbereich offenbart. So konnte sie sich im Bereich des Helfens vervollkommnen und arbeitet seit 2003 als sehr erfolgreiche **Heilerin und Lehrerin** im Zentrum für Geistiges Heilen bei Anne Hübner und stellt hier bei den täglichen Heilbehandlungen an Mensch und Tier immer wieder ihr umfangreiches Können unter Beweis.

Das Heilzentrum und erste Schule für die **Geistige Wirbelsäulenaufrichtung** ist 2012 zum erfolgreichsten Geistheilungszentrum Europas erklärt worden. Über 500.000 Menschen fanden den Weg in das kleine Örtchen Roth bei Stromberg und haben dort Heilverläufe erfahren, die man nicht mehr für „Menschenmöglich" gehalten hätte.

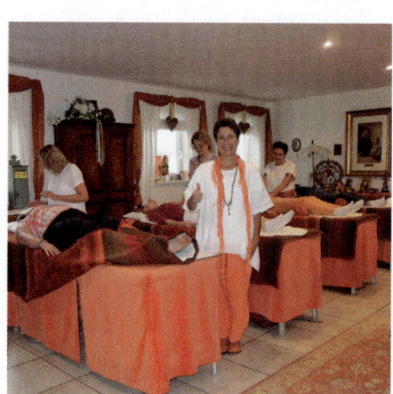

Seminare bei Tanja Aeckersberg:
- ♥ Geistheilerausbildung zum Ausnahme-Heiler
- ♥ Reiki-Meister/Lehrer Seminare alle Grade
- ♥ Schule für die Geistige Wirbelsäulenaufrichtung
- ♥ Bewusstseinserweiterungs- und Wahrnehmungstraining – Erfahre den achten Sinn in aktiver Form
- ♥ Spirituelle Rückenschule – Mobilisation der Wirbelsäule mit Gedankenkraft
- ♥ Gedankentraining – Energie spüren und steuern
- ♥ Denk dich gesund – Selbstheilung durch Gedankenkraft
- ♥ Skoliosetherapie mit der Kraft des intelligenten Geistes

Bücher und Spiele der Autorin

Der 8. Sinn - Schlüssel zur Selbstheilung

Erfahre Deinen 6. und 7. Sinn in aktiver Form und erlebe den 8. Sinn in Aktion!

Der Mensch ist mehr als sein physischer Körper, er dehnt sich als Bewusstsein bis in die Unendlichkeit hinaus aus. Über die Vielzahl seiner Energiekörper kommuniziert er ständig mit seinem höheren Selbst und dem göttlichen Funken in ihm. Es ist erforscht, dass sich bei spirituell erweiterten Menschen Ausnahmefähigkeiten wie Telepathie, Hellsehen, Hellhören oder Heilkräfte entwickeln. Die meisten Menschen beschränken sich auf einen Bruchteil ihres wirklichen Potenzials. Die erfahrene Heilerin und spirituelle Lehrerin Tanja Aeckersberg gibt Dir in diesem Buch tatsächlich die Schlüssel für all diese Fähigkeiten in die Hand.

Mit Hilfe ihrer zahlreichen geistigen Übungen, lernst Du reine Energien anzuziehen und Deine eigene kosmische Schwingung anzuheben. Durch die neu erlangte Bewusstseinsreife steht Dir das Wissen der höchsten Ebenen sofort zur Verfügung. Du wirst Deine übersinnlichen Kräfte erwecken und starke Lichtkräfte in Dir manifestieren. Erlebe Dein multidimensionales Bewusstsein in aktiver Form und erfahre, dass Du Dich und Deine Lebensumstände sofort zum Heilbringenden verändern kannst. Mit diesem "Neuen" Wissen, erlaubst Du Dir, Gesundheit und Glückseligkeit zu erlangen! Dein Ziel ist ganz nah!

ISBN: 9783940832818

Italienisch - ISBN: 978-88-6820-314-6

Spirituelle Rückenschule
Eine neue und einzigartige Wirbelsäulengymnastik

Der Mensch besteht nicht nur aus Knochen, Bändern und Organen. Er ist Körper, Geist und Seele und eine Einheit. Er ist ein komplexer Organismus, der verbunden ist mit dem sichtbaren und unsichtbaren Universum. In diesem einzigartigen Buch geht es um eine ganzheitliche Wirbelsäulentherapie, die eine Heilung von Rückenleiden und Beschwerden aller Art ermöglicht. Die spirituelle Rückenschule ist eine geistige Wirbelsäulengymnastik, die eine erweiterte Sichtweise der bioenergetischen Zusammenhänge zwischen Wirbelsäule und Körper eröffnet und die Gesundheit fördert. Mit zahlreichen geistigen und körperlichen Übungen zur Selbstheilung.

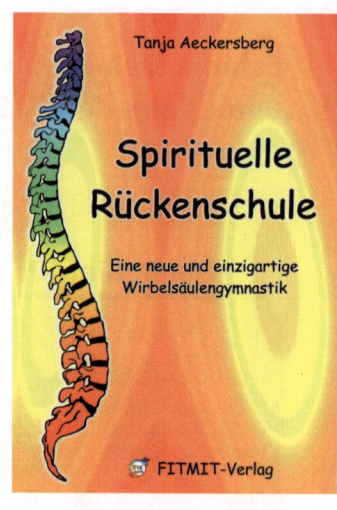

Das Buch erhielt 2007 die Auszeichnung:
„Produkt des Jahres"!

Zitat der Jury: In der heutigen Zeit leidet fast jeder an Rückenbeschwerden. Dieses Buch bietet einen Einblick in das Zusammenwirken von Körper, Seele und Geist. Die praxisnahen Anleitungen zu den Übungen sind für den Laien verständlich beschrieben und leicht anwendbar.

Band 1 - ISBN: 978-3-00-016834-5, 192 Seiten
Band 2 - ISBN: 978-3-940832-05-4, 192 Seiten

Englisch - ISBN: 978-3-00-022131-6, 188 Seiten
Englisch E-Book - ISBN: 978-3-940832-37-5
Italienisch - ISBN: 978-88-8093-662-6
Litauisch - ISBN: 978-609-8050-04-2

Geistige Wirbelsäulenaufrichtung
Wirbelsäulenverkrümmungen, Bandscheibenvorfälle, Beckenschiefstände und Skoliosen sind heilbar!

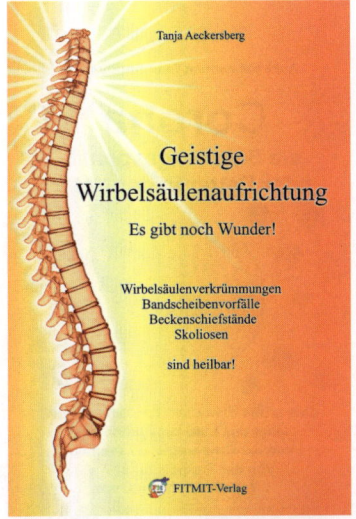

Unsere Wirbelsäule ist weit mehr als ein Knochengerüst, das von Sehnen und Bändern gehalten wird. Als Informationsträger speichert sie die Lebensmatrix mit unseren karmischen, schicksalhaften und pränatalen Vorgaben. Sie ist ein hochsensibles geistiges Instrument, das nur heilbar ist, wenn man sich allumfassend wirkender Geisteskräfte bedient. Der Mensch als mehrdimensionales Wesen besteht aus einer Vielzahl von Energiekörpern, die mit dem göttlichen Funken, dem höheren Selbst und ihrer wahren Mensch-Identität kommunizieren.

Für jeden Menschen sollte deshalb die geistige Heilung der Wirbelsäule an erster Stelle stehen. Befreit vom Beckenschiefstand, der Wirbelsäulenverkrümmung, von Schulterverschiebung, Beinlängendifferenz und vielen weiteren Anomalien des Skelettsystems können die Ursachen, die zu späteren Leiden führen, überwunden werden.

Die Hilfe ist da!

ISBN: 978-3-940832-10-8, E-Book - ISBN: 978-3-94-083236-8
Englisch - ISBN: 978-3-940832-61-0, Französisch - ISBN: 978-3-940832-52-8
Italienisch - ISBN: 978-88-481-3264-0
Kroatisch - ISBN: 978-953-48654-0-8 3264-0

Corona – als Schreckgespenst oder Retter in der Not?

Das große Erwachen der Menschheit!
Über das Leid zur Erkenntnis.
Von der Erkenntnis zur Freiheit.
Von der Freiheit zur Liebe.
Von der Liebe zu Gott!

**Angst macht krank!
Angst ist der größte Virus!**

Wir, die Geistheilerinnen Anne und Tanja, informieren Euch über alles was mit der Panik- und Pannendemie zusammenhängt und was Ihr tun könnt, damit Ihr wieder frei von „Angst vor Krankheit", Kummer, Sorge, Leid und Pein, ein gesundes und glückliches Leben führen könnt!

Lasst uns Corona heilen. Ein unerforschtes Element, was die Menschheit wachrüttelt und in die spirituelle Entwicklung führt.

1. Auflage 2020.
2. Auflage 2021.

**ISBN:
9783940832672**

Reflexzonen - Geschichte, Diagnose und Therapie

**Eine schnelle Hilfe für sich und andere!
„Heilen kann so einfach sein"**

Die Heilerin und Heilpraktikerin Tanja Aeckersberg gibt in diesem Buch eine Übersicht über die Reflexzonenmassage.

Es wird auf die Geschichte und Entstehung der Reflexzonenbehandlung bis zur Entwicklung der heutigen Reflexzonentherapie eingegangen. Die Anatomie und Physiologie werden vereinfacht und verständlich erklärt, bis hin zur Diagnose und Behandlung der einzelnen Reflexzonen.

Neue Techniken, wie die Behandlung des Lebenskalenders und die Metamorphose, werden mit vielen praktischen Beispielen durchgearbeitet.

Einschließlich integrierten Übersichtskarten zu den Hand-, Ohr- und Fußreflexzonen, zu Irisdiagnose, Rückenzonen, Darmzonen, Gesichtszonen und Organuhr. Des Weiteren Tabellen der Zahnzonen, Chakren, Emotionen und Meridiane.

Mit Behandlung des Lebenskalenders und Metamorphosetechnik!

**ISBN: 978-3-00-008049-4
E-Book - ISBN: 978-3-940832-38-2**

Reflexzonen-Lehrtafeln

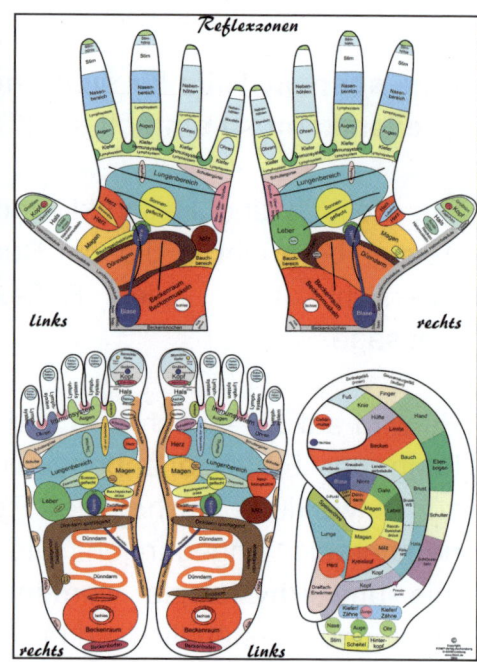

Lehrtafeln von Reflexzonen der Füße, Hände, Ohren und Iris, Bezugszonen der Chakras, Zähne, Wirbelsäule und Organuhr sind beim FITMIT-Verlag erhältlich. Desweiteren Tabellen der Zahn-, Gesichts- und Darmzonen, sowie Chakren, Emotionen und Meridiane.

Die Übersichtskarten sind laminiert, in hochwertiger Qualität als Farb-Fotodrucke in Postergröße in allen Variationen, in Deutsch und in Englisch, erhältlich.

Die auf den Tafeln dargestellten Zonen sind nach Überlieferungen der Chinesen, der Maya, Messungen und Erfahrungen der Radiästhesie und Bioenergetik angefertigt. Sie stimmen mit der allgemein anerkannten Lehrmeinung der Naturheilkunde überein.

Internet: www.fitmit.de

Reflexzonen- und Aktiv-Spiele
- Wissen und Spiel verbinden
- Spielend lernen

Aktiv sein im Spiel mit Körper und Geist!
Aktiv sein - Spiele sind sinnvolle Geschenke für die ganze Familie und machen jedem Spaß. Von der Kinderbetreuung bis hin zum Altersheim sind die Spiele sehr gefragt und beliebt. Die Brettspiele sind komplett mit Holz-Spielsteinen, Holzwürfel, Spielanleitung und entsprechendem Zubehör.

- Fußreflexzonen-Spiel
- Handreflexzonen-Spiel
- Ohrreflexzonen-Spiel
- Edelstein-Spiel
- Telepathie-Spiel
- Aktiv-Spiel

Spielen Sie aktiv mit, tun Sie etwas für Ihre Gesundheit. Ein Diagnosewürfel sorgt für einen spannenden Spielablauf. Kleine Übungen zur Durchblutungsanregung sind im Spielgeschehen eingebunden und bringen zusätzlich Abwechslung und Spielspaß.

Für die Aktiv-Spiele erhielt der FITMIT-Verlag 2001 den Titel:
Produkt des Jahres!

Gedanken für die Zukunft zur Manifestation: